TU MÉDICO INTERNO Y TÚ

COLECCIÓN
TERAPIAS
MANUALES

Tu médico interno y tú
Terapia SacroCraneal y Liberación Somatoemocional
Mandala Ediciones

1ª Edición en español: 1997
4ª Edición: Diciembre 2025

Calle Treviño 9. 28003 Madrid
info@mandalaediciones.com
www.mandalaediciones.com
EAN/ISBN: 9788418672446

Impreso en España

COLECCIÓN
TERAPIAS
MANUALES

John E. Upledger

TU MÉDICO INTERNO Y TÚ

Terapia Sacrocraneal y Liberación Somatoemocional

MANDALA
EDICIONES

Tabla de Contenido

Ilustraciones

Experiencia personal de la traductora con la Terapia Sacrocraneal

Blanca nació unos días antes de Navidad. Fue un nacimiento perfecto, en el parto todo resultó bien. Una semana después de nacer, Blanca pasó una revisión del pediatra, que encontró todo normal. Yo la amamantaba desde su nacimiento; Blanca crecía y hacia bien todo lo que esperábamos de ella: comer, dormir y ensuciar pañales.

Pero algo cambió después; en el chequeo del primer mes de vida, al verla, el doctor dijo *"Esta niña tiene una hipotonía muy marcada, es necesario hacer un estudio de las posibles causas" "¿No han observado que no puede moverse?"* Sentí como si nos echaran un jarro de agua fría. De hecho, nos dimos cuenta que estaba totalmente floja, no era capaz ni de mantener sus bracitos doblados, ni sus piernas. Volviendo a ver las cintas de vídeo en las que aparecía durante las Navidades ella parecía normal, con sus bracitos cerca del pecho y las piernas plegadas como todo recién nacido. Algo había cambiado de repente.

El neurólogo nos dijo *"Siento tener que darles malas noticias, pero esta niña tiene una atrofia espinal y esta enfermedad, cuando se manifiesta de forma tan temprana (Werdnig Hofmann) no es compatible con la vida."* Parecía evidente lo peor. A pesar del consejo del doctor, nos pusimos en contacto con un fisioterapeuta que ni siquiera nos aseguró que la terapia fuera a mejorar a la niña, solamente nos dijo que era lo mejor que podíamos hacer por ella.

Las noches se volvieron eternas, estábamos continuamente alerta, estábamos llenos de temores, y cada vez que oíamos toser a la niña con sus poquitas fuerzas, recordábamos la advertencia del médico de que su falta de fuerza muscular afectaría finalmente a sus pulmones

Entonces oímos hablar de una cierta terapia no agresiva que tenía que ver con el sistema nervioso central comprendido en el sacro, la espina y el cráneo. Mi marido y yo somos ambos muy escépticos, puede ser debido a que los dos nos licenciamos en ciencias, pero debíamos intentar todo lo que cualquier padre haría por su hijo en una situación similar. Parecía que el método era lógico y que si estimulábamos el sistema nervioso central de Blanca la niña podría mejorar. Yo pensé que la Terapia SacroCraneal podía ayudarla, ya que independientemente del que fuera, ella tenía un problema neuromuscular.

Una tarde llamamos a la consulta de Geraldyne Waxkokwsky: Ella nos recibió de una muy cálidamente. Llegamos allí con el corazón en un puño y con nuestra niña, Geraldyne nos ofreció su casa y su sonrisa tranquilizadora. Después ella comenzó a aplicar sus manos sobre la cabeza de la niña muy suavemente, sin ejercer ninguna presión que pudiera molestarle, de hecho Blanca miraba a Geraldyne sonriendo y balbuceando. Después de terminar la sesión, nos citó para vernos dos días después, mientras nos decía que esta terapia podía mejorar de forma importante la tensión y el tono muscular de la niña, y que existía una esperanza dado lo pequeñita que era aún, sólo 6 semanas.

Después de la tercera sesión, Blanca tenía un poco más de todo, y ciertamente, ella no tenía ningún problema respiratorio ni de succión. Ella continuaba comiendo bien, sonriendo y creciendo. Después de algunas sesiones, Geraldyne y sus ayudantes aplicaron lo que denominaban "desenroscamiento" ayudando al movimiento espontáneo de las piernas de la niña al mismo tiempo que Geraldyne practicaba la terapia con suaves presiones sobre la cabecita de Blanca. Otras veces Geraldyne aplicaba diapasones en vibración sobre la espina dorsal de la niña.

Una tarde, después de una sesión de CST, nos quedamos perplejos al observar que Blanca movía un poco sus piernas durante el baño. Antes, sus piernecitas estaban completamente inmóviles, solo con un ligera movimiento en los pies.

Nosotros íbamos notando como la pequeña mejoraba. A veces aparecían nuevos movimientos espontáneos inmediatamente después de la sesión, para alguien que no ha vivido un problema como este estos movimientos podrían pasar inadvertidos, pero no para nosotros, y poco a poco esos pequeños movimientos aumentaban en amplitud y fuerza. Todo movimiento nuevo ya no se perdía, sino que permanecía.

Al mismo tiempo, intentábamos llegar a un diagnóstico médico contrastado, realizamos otra Electromiografía; esto es una prueba eléctrica que informa del estado del sistema nerviosos y de las conexiones entre la médula espinal y los músculos.

Cuando Blanca iba a cumplir cuatro meses, los jefes de pediatría y los doctores de varios centros hospitalarios continuaban asegurando la enfermedad. Repetimos la Electromiografía: no mostraba signos de disfunción nerviosa de la médula espinal, lo que confirmaba, para su asombro, que no sufre la enfermedad que diagnosticaron.

En este momento Blanca tiene cuatro meses y medio y todavía tiene un retraso en cuanto a movilidad y tono muscular respecto a los niños de su edad, pero ella tiene todas sus funciones vitales en perfecto estado, continúa mamando. Respira sin dificultad y no ha sufrido ninguna infección hasta ahora, y también es capaz de mover todos sus músculos.

Finalmente, alejamos de nosotros al fantasmas de su enfermedad y su muerte, la más horrible situación que los neurólogos y pediatras nos han asegurado tantas veces. También hemos abandonado las salas de espera de los hospitales, en donde lo único que les interesaba era confirmar - a cualquier precio - que nuestra niña tenía Atrofia espinal tipo I, II o II o de que clase de miopatía se trata, e incluirlo en las estadísticas, ya que no hay tratamiento médico para ninguna de estas enfermedades.

Continuaremos trabajando duro, ya que nuestra niña mejora día a día y esperamos que se reponga completamente, no importa cuando. Tenemos toda la fe del mundo, contamos con Geraldyne y la Terapia SacroCraneal. Agradecemos sinceramente al Dr. John Upledger que haya abierto las puertas a esta terapia a padres como nosotros, enseñándola a otras personas.

Ana Collados

Madrid 27 de Abril de 1997.

Dr. John E. Upledger, D.O., O.M.M.

INTRODUCCION
a la edición española de *Tu médico interno y tú*

El título de este libro destaca su propósito principal. "Tu Médico Interno y Tú" es de alguna manera la historia de cómo el Doctor John, como algunos de nosotros le llamamos, ha contribuido de forma extraordinaria a una medicina más humana. Ha sido un privilegio conocerle personalmente. Todos los que tenemos un contacto personal con él podemos decir que tiene la mente de un científico y el corazón de un místico, además de ser un distinguido profesor. Siendo una persona con una enorme intuición, ha recuperado la antigua idea de una energía subyacente, la cual me parece de una importancia esencial en las artes curativas. En el concepto sacrocraneal de Upledger, así como en los de Liberación SomatoEmocional, las Imágenes Terapéuticas y Diálogo y el Cerebro Habla, hay un paso enorme hacia un territorio desconocido, una terapia más amigable e individualizada. Establecen la relación entre cuerpo, alma y psique, y nos ofrecen la certeza de que la libertad proviene del interior.

El respeto del autor por los sentimientos individuales, fomentando la autoafirmación, ayuda a la persona a ser ella misma. Encuentro esto particularmente tonificador para tiempos venideros en el camino de la propia responsabilidad, en el que debemos explorar, profundizar y adquirir nuevas habilidades que posibiliten la supervivencia personal de la humanidad con los cambios dinámicos de este planeta tierra. Si la ciencia de la medicina puede llegar a ser tan humana como para sanar tocando con una mano desnuda, es que verdaderamente hemos sido bendecidos. ¿Qué más podemos necesitar del mundo de la alta tecnología?. Más que nunca, los hombres futuros necesitarán el contacto humano para cambiar las relaciones entre ellos mismos y el mundo a su alrededor.

Podemos comenzar de nuevo, juntos, permitiéndonos encontrar respuestas intuitivas cuando ponemos el corazón en ello y, lentamente, seguir desarrollando una apreciación amable del paciente, cliente, participante, y del ritmo SacroCraneal y todos los demás movimientos del organismo humano mediante la percepción de las ondas a través de un vehículo fluido, los patrones de onda fluidos. El ritmo sacrocraneal es el espíritu-corazón de todo el sistema corporal humano. Un espíritu de entendimiento corporal tejido en un proceso común de amor y respeto incondicionales entre terapeuta, cuidador, facilitador y paciente, participante, cliente. Este intercambio de unión es lo que John Upledger llama "sabiduría interior". Cuando estamos realmente en contacto con nuestro yo interno, sabemos realmente lo que necesitamos, quienes somos, y porqué hemos escogido el terapeuta que facilitará la transformación que deseamos. Esta es la confianza y la unión que está siempre presente como un proceso curativo único en las manos sensibles y capaces del terapeuta sacrocraneal.

Este libro presenta, en un lenguaje que entienden todos, lo esencial de un arte curativo, que quizás se nos ha traído desde el pasado hasta el futuro. Todos sabemos que en el pasado Egipto y en todas las Américas sabían algo acerca de la flexibilidad del cráneo, ya que deformaban sus cráneos cuando eran todavía bebés. Ahora entendemos que esto no lo hacían con fines estéticos, sino porque quizás encontraron poderes extrasensoriales. Ahora nosotros ni siquiera necesitamos ejercer fuerza alguna o manipulación artificial, todo se produce con un tacto suave y amable, de manera que el cuerpo y la mente puedan liberarse. También sabemos que la mayoría de los profesores más espirituales nos hablan de las personas iluminadas que tienen un cráneo blando o una fontanela blanda. Ahora sabemos que la flexibilidad de las suturas del cráneo le permite a uno mismo ser más sensible, poder sentir energías subyacentes y alcanzar una gran sabiduría a partir de la realidad ordinaria. Si, un cráneo duro puede conllevar deficiencias del movimiento y sentimientos, una cabeza dura siente poco en el mundo inmaterial, solo percibe el mundo material.

Los beneficios de recibir terapia SacroCraneal son para todo el que quiera enriquecer su vida, disfrutarla con un corazón abierto, ver y vivir en el momento presente y en una forma nueva, sin recuerdos restrictivos que aten nuestros sentidos, y siendo capaces de tener una comprensión más grande que nos permita perdonar y dejar atrás fácilmente la ira y otros sentimientos que nos envenenan. Es para todos una integración maravillosa de quienes somos y porqué estamos aquí, en el planeta Tierra. No sólo ayuda a los desequilibrios y enfermedades, también armoniza todas nuestras pequeñas disarmonías. El tacto de las manos del terapeuta es como una caricia suave que abre todas las defensas y penetra en el más hondo de todos los contactos físicos. Es como hacer el amor en una forma platónica, y ayuda a enamorarse de la vida, y con el tiempo también ayuda a amarse a sí mismo.

Si queremos cambiar el futuro, podemos hacerlo, aplicando Terapia SacroCraneal gratuitamente a cada niño que nace. Así pueden entrar en la vida sin tensión y con una experiencia relajada en contacto con su madre, liberados del primer trauma, cuando respiran por primera vez; de esta forma dormirán pronto casi toda la noche, y serán una auténtica delicia y alegría para todos a su alrededor. Nosotros esperamos vivir para ver el día en que todos los niños que nazcan, de partos fáciles o difíciles, reciban esta maravillosa terapia de Upledger, alegría y amor sacrocraneal, la mejor de todas las artes curativas.

Geraldyne Lewis Waxkowsky P.S.T. & Marysol Gonzalez Sterling
Mayo de 1997, Madrid, Spain.

Introducción

Este libro trata del descubrimiento de un sistema corporal completo, de cómo fue descubierto, adónde ha conducido su descubrimiento y lo que significa para ti. Este nuevo sistema ha sido denominado El Sistema SacroCraneal.

Este descubrimiento te ofrece una oportunidad de mejorar la calidad de vida, no importa a qué nivel. La utilización de la Terapia SacroCraneal y de las técnicas más avanzadas de Liberación SomatoEmocionalâ e Imagen Terapéutica y Diálogo[sm] te ofrece a ti y a tus conocidos la oportunidad de conseguir un nuevo potencial de curación y de mejorar la salud a todos los niveles.

Este libro da a conocer de primera mano el desarrollo de esta materia y de las puertas que ha abierto en la utilización de las energías corporales y la auto-curación.

En esta nueva edición de "Tu médico interno y Tú", no he modificado el texto original. Este texto original contiene la historia de mi propia experiencia en el desarrollo de los conceptos relacionados con el sistema sacrocraneal y su utilización en la evaluación y el tratamiento de pacientes y clientes. Esta historia no ha cambiado y, cuando he releído el texto original, he quedado satisfecho porque es fiel a la realidad. Por todo ello, el manuscrito original no se ha cambiado.

Desde este primer escrito, han sucedido varios acontecimientos que han provocado que instauremos un procedimiento de "cualificación" para los que practican la Terapia SacroCraneal. El estímulo que nos ha movido a desarrollar este procedimiento de "cualificación" fueron los intentos de algunos profesionales de la salud en varios estados que reclamaban la Terapia SacroCraneal como una especialidad dentro de su propia profesión, evitando así que otros profesionales de la salud pudieran practicarla. Por una parte, esto era un cumplido hacia la Terapia SacroCraneal, ya que estos profesionales querían tener en exclusiva el control de algo que les parecía prometedor. Por otra parte, si ellos conseguían la exclusiva de la Terapia SacroCraneal y controlaban quien podía practicarla y quien no, muchos otros profesionales de la salud quedarían excluidos de la práctica de esta terapia.

Originalmente, califiqué a la Terapia SacroCraneal como una modalidad de apoyo que podía ser útil y podía incorporarse de forma efectiva en muchos tipos de prácticas terapéuticas, desde el masaje hasta la estomatología, y desde la medicina física hasta la integración cuerpo-mente. Yo todavía creo que este es su mejor uso. Sin embargo, las maniobras de poder y las manifestaciones de codicia que han aflorado en algunas áreas, han dejado claro que es esencial una cualificación en Terapia SacroCraneal como una modalidad de curación independiente, para proteger los derechos de un amplio número de licenciados profesionales de la salud que pueden practicar la Terapia SacroCraneal. Esto son simplemente cosas de la vida. Y por esto, estamos certificando a los Terapeutas Sacrocraneales como tales.

He añadido un último capítulo al texto, que presenta y discute algunos de los nuevos y excitantes descubrimientos que han ocurrido. En este área la Terapia SacroCraneal merece un reconocimiento y continúa abriendo puertas y ofreciendo la introducción a nuevos e innovadores enfoques para ayudar en la curación de las personas.

Dr. John E. Upledger, D.O., O.M.M.

Prefacio

Desde la primera edición de este libro, se ha empezado a revelar un nuevo capítulo más excitante. Esta revelación tiene que ver con los usos intensivos e integrados de la Terapia SacroCraneal, Liberación de los Nudos de Energía, Liberación SomatoEmocionalâ, e Imagen Terapéutica y Diálogo. El objetivo principal es resolver el problema de desorden de tensión post-traumática.

La utilización de este enfoque integral se comenzó a revelar en una gran variedad de casos, tales como los efectos residuales post-traumáticos de atentados fallidos, raptos, maltratos de cultos satánicos, palizas y los similares. Comenzaron a acumularse mis propias experiencias, junto con las experiencias aportadas por otros practicantes de la Terapia SacroCraneal. Surgía una inexplicable cuestión. ¿La Terapia SacroCraneal, con todas sus modalidades descendientes mencionadas anteriormente, sería eficaz contra lo que llamamos desorden de tensión post-traumática?. Decidí comprobarlo.

Invitamos a seis veteranos del Vietnam a participar en un programa de tratamiento intensivo de seis semanas con la intención de aliviar sus posibles problemas de desorden de tensión post-traumática. Cinco de los veteranos eran varones y habían estado en tratamiento debido a las secuelas de sus problemas durante al menos 10 años cada uno. Todos sufrían ataques de pánico, violencia incontrolable, episodios de descontrol, incapacidad para concentrarse, pesadillas recurrentes, sudoraciones incontroladas, y los similares. Resumiendo, no eran capaces de conseguir un empleo estable o de desarrollar una carrera profesional, ni de establecer relaciones familiares significativas con éxito.

El sexto veterano era una mujer que había estado dos años como enfermera en un hospital quirúrgico del frente. Lo que ella nos describía era parecido a los episodios televisados de M*A*S*H. Sufría pesadillas, ataques agudos de pánico, etc., pero era capaz de guardar su problema en secreto y mantenía su plaza de enfermera en un hospital.

Yo presentía que si estos veteranos experimentaban una mejora significativa mediante un programa de tratamiento intensivo de dos semanas con nosotros, esta sería una prueba de fuego. Según se desarrollaba, el programa de tratamiento iba teniendo más éxito de lo que podríamos haber imaginado. Los seis veteranos demostraron una mejora significativa y prolongada. La liberación de la energía traumática retenida parecía ser el factor clave.

Seguimos investigando para continuar refinando y desarrollando este enfoque para aliviar los efectos residuales de experiencias traumáticas fuertes de la vida.

1

El anzuelo está echado

Eran alrededor de las 8:00 cuando Judy me llamó a casa. Estaba realmente alterada, tratando de calmarse, pero su miedo se percibía por teléfono. Ella es muy tranquila normalmente, de forma que supe que algo serio había ocurrido. Yo era el médico de familia de Judy y su marido, Bill, desde hacía unos cinco años. Traje al mundo a su hijo Frank, hacía dos años. Yo la conocía bien. Me preguntó si podría pasarme esa mañana por casa de sus padres antes de ir al hospital, porque su padre estaba muy enfermo. Asentí sin pensarlo; Judy no me lo pediría si no fuera importante.

Desayuné unas tostadas de camino a la casa. Era una de las casas especiales de Florida de 9.999,99 $ de los años 50 cerca de las vías del tren. Cuando aparecí frente a la casa Judy y su madre estaban esperándome fuera. Judy estaba controlada. Su madre parecía menos tranquila, estaba llorando. Su mano temblaba visiblemente cuando estrechó la mía. Entré en la casa y allí, en el suelo del comedor estaba el padre de Judy, Delbert. Estaba semiconsciente. Es decir, podía abrir su ojos y se quejó un poco cuando le moví. Había vomitado una gran cantidad de sangre. La habitación apestaba a vómito y a güisqui.

Según vi la escena, el hombre semiconsciente en el suelo, el vómito de sangre y el olor a güisqui, pude sentir como me subía la adrenalina. ¿ Porqué no me dijo Judy que su padre era alcohólico y que se había terminado la botella ?.

Realmente era lo que parecía. Fui un poco duro al preguntar a Judy y a su madre acerca de las costumbres alcohólicas de Delbert. Ambas mujeres insistieron en que Delbert no estaba acostumbrado a beber güisqui. Aseguraban que sólo había bebido un poco esa mañana con la esperanza de que le aliviara el dolor de estómago. Comencé a tranquilizarme. A lo mejor no era un caso de simple alcoholismo. Si lo que esas dos mujeres me decían era cierto, el güisqui era simplemente la gota que había colmado el vaso. Podía haber estado sangrando por el estómago y al beber algo de güisqui éste le había hecho vomitar todo en la alfombra del cuarto de estar. Según escuché de la versión que Judy y su madre me contaron, me empecé a sentir bastante avergonzado por haber sacado conclusiones tan rápidamente.

De cualquier modo, hay veces en las que debes dejar tus sentimientos a un lado rápidamente y hacer algo. El pulso de Delbert era rápido y débil y su presión sanguínea era baja. Parecía que había perdido gran cantidad de sangre. (aunque medio litro de sangre puede parecer un bidón cuando se desparrama por el suelo de un salón). Necesitaba tratamiento lo antes posible. Podía morir allí mismo sobre el suelo mientras yo me debatía acerca de cuanto güisqui había consumido o me compadecía de mí mismo por el sentimiento de culpabilidad al haber llegado a una conclusión equivocada.

En primer lugar, llamé a una ambulancia. Una vez hecho, llamé rápidamente al hospital para arreglar la admisión de Delbert. Esto sucedió en aquél tiempo en que un médico podía hospitalizar a un paciente mediante una llamada desde casa sin tener que rellenar primero los formularios del seguro. Una estancia en habitación de cuatro camas costaba alrededor de 50 dólares al día. La ambulancia llegó en cuestión de minutos. Judy fue con su padre en la ambulancia. Yo recorrí las cinco millas hasta el hospital en mi propio coche mientras que la madre de Judy me seguía en su viejo Ford. Camino del hospital yo iba considerando los posibles trastornos que podía tener Delbert. Poco sospechaba que este pobre hombre, semiconsciente, me mostraría algo que cambiaría completamente mi vida profesional.

El viaje al hospital duraba unos 10 minutos. Tan pronto como llegamos, pusimos a Delbert en una silla de ruedas. Parecía estar algo mejor, así que paramos en el departamento de rayos X para hacer algunas radiografías de su pecho y abdomen. Mientras estábamos en el departamento de rayos X, llegó el técnico de laboratorio y empezó a hacer los análisis de sangre. Me encantaba trabajar en este pequeño hospital. Podíamos resolver asuntos como éste y hacer los papeleos después. Me temo que aquellos tiempos se han ido para siempre.

Las radiografías mostraron que Delbert tenía la enfermedad "silicosis" además de otras manchas en los pulmones y algo de enfisema. Estaba jubilado de la minería del carbón del Oeste de Virginia, por lo que no nos sorprendimos. Las radiografías abdominales no me mostraron nada, excepto que había una burbuja de aire bastante grande en su estómago. Llevamos a Delbert a su habitación y le metimos en la cama. Yo comencé a administrarle un suero gota a gota mientras esperábamos los primeros resultados del análisis de sangre. Este caso iba a ser un reto una vez hubiéramos puesto a Delbert fuera de peligro. Necesitábamos saber realmente cómo y porqué había comenzado todo. Esta es una de las ventajas de ser médico, siempre se búscan los porqués. Yo no tenía ni idea de lo larga que iba a resultar la búsqueda ni del impacto que la respuesta iba a tener en mi vida y en la de una innumerable cantidad de gente.

Tuvimos los resultados del análisis de sangre a los 30 minutos. La pérdida de sangre había sido suficiente como para necesitar una transfusión, de forma que ordené transferir un litro de sangre durante las siguientes 24 horas. Había aprendido a no ir demasiado rápido en un caso como éste; el cuerpo necesita tiempo para adaptarse.

Utilizamos medicamentos para calmar los problemas de estómago y comenzamos la búsqueda de la causa del problema de Delbert. Las radiografías de estómago con bario mostraron varias úlceras activas. Los escáners de hígado y de cerebro mostraron quistes en ambos órganos. Cuando Delbert se estabilizó, hicimos una biopsia de hígado y encontramos que el quiste contenía un parásito llamado echinococcus. Los análisis de sangre sugirieron que esta infección parasítica probablemente afectaba a todo el cuerpo - era sistémica. Me pareció bastante probable que los quistes del cerebro fueran debidos a la misma causa. Podíamos utilizar un medicamento basado en los compuestos de la familia de la quinina para tratar esta extraña enfermedad. En unas tres semanas aproximadamente la enfermedad de Delbert había mejorado tanto que pude enviarlo a su casa.

II

Estoy enganchado y aún no lo se

Unos 10 días después de que Delbet volvió a su casa, Judy me llamó y me dijo que su padre se había encontrado "muy bien" durante alrededor de una semana, pero después le empezaron a doler tanto los pies que no era capaz de mantenerse en pie. Le hice algunas preguntas y me fui despistando mucho según respondía. Judy dijo que la piel de la planta de los pies de su padre se estaba volviendo negra, agrietada y despellejada. Y le dolían mucho. Me paré en la casa de los Delbert al día siguiente de la llamada para echar un vistazo. Evidentemente, las plantas de sus pies estaban muy oscuras, si no negras. La piel estaba fuertemente agrietada y parecía que podría despellejarla en grandes trozos con la uña de mi dedo. Por donde la espesa piel se había ya despellejado, se podían ver zonas en carne viva muy dolorosas. Anteriormente yo no había visto nada semejante. Parecía alguna clase de armadura.

De esta forma comenzamos la larga búsqueda de la respuesta. El dermatólogo no nos pudo ayudar. Durante un periodo de unos cuantos meses enviamos a Delbert a tres grandes centros médicos en el sudeste de los Estados Unidos. Ninguno de ellos fue capaz de ofrecer respuesta al problema de sus pies. Los tres encontraron que tenía "silicosis" y enfisema. Dos de ellos ofrecían diagnóstico psiquiátrico.

Después de todo esto, Judy y su madre me convencieron para intentar una vez más encontrar que es lo que pasaba con Delbert y sus pies. Yo tenía la idea de que si los doctores que estaban mucho más preparados que yo no habían podido resolver el problema, ¿qué esperaban que hiciera yo?. Entonces me adularon. Judy y su madre me dijeron que yo era mejor médico que todos ellos. Ellas me suplicaron que llevara a Delbert al hospital tan sólo una vez más y tratara de encontrar que le pasaba. Si yo no podía averiguar nada, me dejarían tranquilo. Aceptaríamos que puede haber algunas cosas que simplemente no se conocen.

Acortando una larga historia técnica, y haciéndola quizás un poco menos tediosa, diré que agoté todos mis conocimientos e ideas durante el primer par de días de la estancia de Delbert en el Hospital. Estaba atascado. Entonces tuve una idea como "último recurso". Teníamos un nuevo neurocirujano (cirujano del cerebro) en plantilla que había practicado medicina general nueve años antes de estudiar cirugía. Este hombre realizó sus prácticas de cirugía general durante tres años en los Estados Unidos, después de lo cual se fue al Japón para especializarse en neurocirugía. Con una experiencia tan amplia pensé que quizás él tendría alguna idea nueva. Le pedí que examinara a Delbert y que me informara si él veía alguna posibilidad que yo hubiera pasado por alto.

Después de su examen y evaluación, Jim (el neurocirujano) sugirió que en Japón llaman "distrofia" a la causa de la clase de cambios de tejido que estabamos observando en los pies de Delbert. Jim sugirió que hiciéramos un mielograma en el área de la nuca, llamado mielograma cervical. Esta prueba podría complicarse. La sugerencia de Jim me parecía estar basada totalmente en su intuición, pero me convenció finalmente de que podíamos encontrar nuestra respuesta utilizando este procedimiento.

Expliqué a Judy y a sus padres que Jim sugería un procedimiento que implicaba inyectar un tinte en el canal espinal a la altura de la región lumbar. Después, la mesa de rayos X se inclina de forma que la cabeza queda debajo de los pies, provocando que el tinte baje hasta la nuca y la cabeza. Se toman radiografías del tinte después de que se ha movido hacia arriba siguiendo el canal espinal hasta la región de la nuca. Les expliqué que el tinte podría causar reacción por lo que la prueba entrañaba algún riesgo. También les expliqué que no estaba muy seguro de lo que íbamos a obtener de este estudio, pero que Jim era bastante optimista al respecto. También les expliqué que no tenía otra sugerencia mejor. Ellos apoyaron la idea de forma entusiasta. Hicimos el mielograma cervical. Vimos que allí en la cara externa de la membrana meníngea (duramadre) que cubre la médula espinal, a mitad de camino de la parte posterior del cuello (nuca), había una placa de calcio del tamaño de un céntimo. Jim estaba muy contento. Yo estaba asombrado de su ingenio. Delbert, Judy y su madre veían el primer rayo de esperanza en varios meses.

Ahora venía el examen de conciencia. Delbert se había dejado hacer la prueba de diagnóstico (mielograma cervical) sin problemas. Pero ahora estabamos pensando en realizar una operación muy seria. Podría poner su vida en peligro o causar una parálisis del cuello hacia abajo. El beneficio potencial radicaba en limpiar una condición de la piel de los pies de este hombre. No estábamos seguros en absoluto de que la operación ayudara a sus pies.

Jim apostaba por quitar la placa quirúrgicamente. El era un cirujano, los cirujanos extirpan. Yo debía tener en cuenta a su favor que había encontrado esta placa que ningún otro hubiera sospechado.

Delbert, su mujer y su hija estaban a favor de la operación. Les parecía que suponía hacer algo con alguna probabilidad de éxito. Esto era mejor que no hacer nada, lo que parecía no ofrecer ninguna oportunidad de mejora. Delbert decía que prefería morir a dejar sus pies en ese estado. Le pregunté cómo se sentiría si se quedara paralítico. Me respondió que también prefería morir a quedar paralítico. Me dijo que no me preocupara; que ya tendría él en cuenta los riesgos. Pero ¿como no estar preocupado acerca de esas cosas? Estaba en su derecho de arriesgarse de forma calculada para mejorar su calidad de vida. Aunque toda mi experiencia me decía que el riesgo no estaba garantizado. La proporción entre riesgo - beneficio era un atrocidad. Pero, en cualquier caso ¿ De quien era la vida? ¿ Quien era yo para jugar a ser Dios con este pobre hombre enfermo? Después de mucha agonía y examen de conciencia, acepté y planificamos la operación.

Jim sería el cirujano y yo sería el ayudante. En términos reales este acuerdo significa que durante unas cuantas horas de mi vida haría todo lo que Jim me pidiera en la forma exacta en la que él lo deseara.

III.

Una visión del Núcleo

En la mañana de la operación yo estaba todavía cuestionándome si había tomado o no la decisión acertada. Pronto sería demasiado tarde para cambiar de idea. Por una parte, cuando hubiera pasado todo, Delbert podría estar curado. Pero, por otra parte, podría quedar paralítico, o podría quedar afectado de meningitis, o... podría morir. Pero si se dejaba la placa de calcio podría aumentar y quizás habría que quitársela más adelante. Su presencia podría causar parálisis en un futuro .. quizás. En mi opinión no había una respuesta clara en el caso de Delbert.

Jim y yo nos encontramos en la sala de médicos. Intercambiamos opiniones, nos pusimos nuestras batas de cirugía, y entramos en la sala de operaciones para supervisar la postura de nuestro paciente para la operación. Delbert estaba colocado en una posición sentada, sujeto a una silla de anestesia con su cabeza doblada hacia adelante de forma que la parte de atrás de su nuca estaba estirada y expuesta. En esta postura se le había anestesiado. El monitor de pulsaciones estaba colocado y funcionando . Respiraba a través de un sistema de ventilación que mostraba cada inspiración y su tamaño. Todo lo que había que hacer era echar un vistazo y podías ver cómo marchaba todo.

Jim y yo salimos para lavarnos. Me guardé para mis adentros mis pensamientos sobre si la operación ofrecía alguna garantía, después de todo, no ganaba nada expresando mis dudas acerca de la eficacia de lo que íbamos a hacer. Una vez nos lavamos (e, idealmente, nos esterilizamos desde la punta de los dedos y las uñas hasta los codos), entramos en la sala de operaciones en donde nos pusieron las batas de operación y los guantes. La hora cero había llegado.

Limpiamos la zona a operar con una solución esterilizante que la tiñó de color marrón rojizo. Después rodeamos la zona de sábanas verdes y las vendamos sobre la nuca de Delbert. Delbert ya no era un ser humano. El era ahora solo un trozo de piel marrón rojiza de unos cinco centímetros de ancho por diez de largo. Instintivamente dejé a un lado mi compasión personal por él. Cuando estás operando tienes que superar tus sentimientos acerca de cortar y mutilar un ser humano conocido. Hay que abstraerse de la situación. Centrarse en la zona de operación, que se ha vuelto impersonal, sacándola del contexto del resto de la persona te ayuda a hacerlo así. Funciona. Ahora yo era el asistente de cirugía. Si Jim quería que hiciera el pino mientras me cepillaba los dientes y cantaba Guantanamera, lo haría lo mejor posible.

Jim realizó una incisión vertical justo debajo de la mitad de la parte posterior del cuello de Delbert. Siempre me he maravillado de cómo un buen cirujano puede utilizar exactamente la presión necesaria con el escalpelo para cortar justo la piel sin dañar los tejidos más profundos. Yo utilicé la electrocaución para detener la hemorragia de unos pocos vasos sanguíneos en la piel. Esta maquina de cauterización produce un zumbido y un olor irritante a carne quemada cuando tocas con su extremo al paciente . Al segundo corte Jim llegó a los ligamentos de la parte posterior de la nuca. Después de cauterizar más vasos sangrantes, comenzamos la laboriosa tarea de separar los apiñados ligamentos de las superficies óseas de la columna vertebral en el cuello. Según hacía Jim su trabajo, yo utilizaba unos instrumentos llamados retractores que enganchan los tejidos corporales y me permitían liberar su camino.

Después tuvimos que retirar las partes traseras de dos de las vértebras óseas en la mitad del cuello de forma que pudimos acceder a la placa de calcio sobre la membrana dentro del canal espinal. Esta membrana está completamente rodeada por hueso.

Todas las vértebras de la espina dorsal están configuradas de manera que forman un canal que va desde la base del cráneo hasta unos cinco centímetros por encima del coxis. Enfrente del canal, está la parte que soporta la vértebra que se denomina el cuerpo (cuerpo vertebral). Los cuerpos son las partes que soportan la espina dorsal. La columna vertebral es una pila o montón de estos cuerpos vertebrales con discos más blandos que amortiguan los choques, interpuestos entre cada dos cuerpos vertebrales. Además de su función de amortiguar los golpes, los discos permiten los movimientos de rotación y flexión de la columna. Justo detrás de la pila de cuerpos vertebrales y de los discos que soportan el cuerpo está el canal espinal. Esta canal ofrece un albergue protegido para la médula espinal según se extiende desde la cabeza hasta el coxis.

Dentro del canal espinal existe un sistema de membranas que alberga y protege la médula espinal adicionalmente.Este sistema de membranas también tiene vasos sanguíneos que nutren la médula espinal y sus raíces nerviosas. El sistema de membranas tiene tres capas: la más externa, denominada la duramadre, la capa intermedia, denominada membrana aracnoidea; y la más interna, denominada la

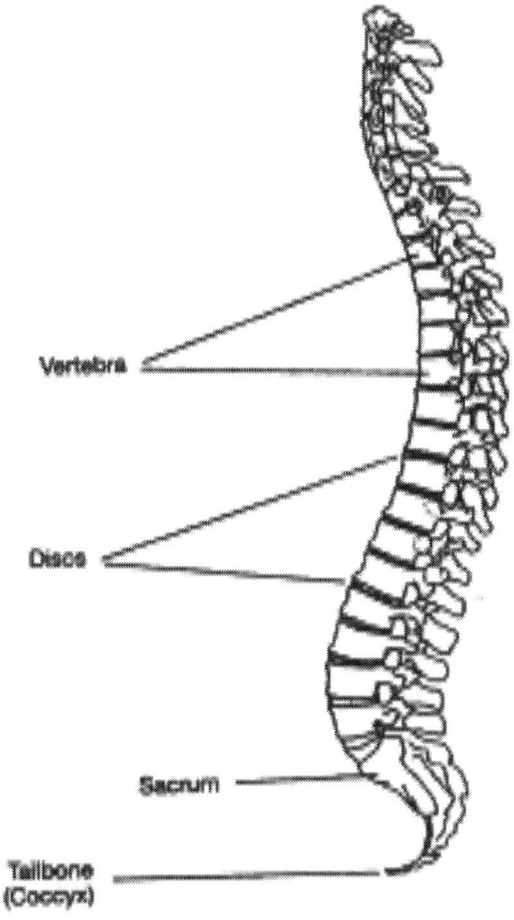

Ilustración 1: Vista lateral de la columna mostrando las vértebras y los discos.

piamadre. La capa interna se adhiere acomodándose a la médula espinal. Existe un fluido entre las capas. Este fluido las lubrica de forma que una membrana puede deslizarse respecto a otra y la espina puede desplazarse relativamente en movimientos de flexión y torsión. El fluido, llamado fluido cerebroespinal, también lleva nutrientes y elimina productos de deshecho.

Este sistema de membranas se denomina oficialmente las meninges. Cuando se inflama o se infecta, duele como uno no se pude imaginar, y provoca lo que se llama meningitis. Esta enfermedad puede ser mortal y/o muy lesiva.

La capa más externa del sistema de membranas, la duramadre, es dura e impermeable. Protege todo lo que está en su interior. Encierra totalmente el cerebro y la médula espinal. Era en la superficie exterior de esta membrana duramadre en donde estaba localizada nuestra pequeña placa de calcio. Como la placa estaba en la superficie exterior del sistema de membranas de las meninges, nuestro plan era eliminarlo sin dañar o cortar ninguna membrana. Hacer esto significaría abrir una vía de infección que podría derivar en meningitis. Se decidió que Jim rasparía cuidadosamente la placa de calcio mientras yo mantenía esta sección de membrana perfectamente quieta. Si yo hacía bien mi trabajo, él no tendría ningún accidente ni cortaría la membrana.

Después de haber retirado las partes posteriores de estas vértebras cervicales, allí estaba reluciente la membrana duramadre. Y allí también estaba nuestra plaquita de calcio mirándonos desde el centro del campo de operación. La enfermera me reemplazó en el trabajo de mantener al lado los músculos, mientras yo sujetaba un par de fórceps en cada mano. Ahora todo lo que yo tenía que hace era mantener quieta la membrana duramadre mientras Jim retiraba cuidadosamente la placa de calcio. Todo iba bien hasta que intenté parar el movimiento de la membrana duramadre. No conseguía pararla de ninguna manera. Se movía de forma continua hacia fuera y hacia dentro bastante lentamente, aunque de forma rítmica e irresistible. No recuerdo exactamente la conversación con Jim, pero estuvo llena de comentarios acerca de mi incapacidad para realizar una tarea tan simple. Mi respuesta fue de varias injurias para el que dijera que eso era una tarea simple. Mi orgullo estaba herido. Estaba avergonzado por mi propia ineptitud. Pero también me llamó la atención este extraño fenómeno del que había sido testigo. Por fin, Jim retiró la placa sin ningún error en su cuchillo a pesar de aquella membrana en irreprimible movimiento. Yo descubrí que esta propiedad de la membrana moviéndose rítmicamente era nueva para todos los que estabamos en la sala de operaciones. Este movimiento no estaba acompasado con la respiración de Delbert. Este hecho se veía fácilmente en la maquina respiratoria. No sincronizaba tampoco con los latidos del corazón (pulso) que se podían observar en el monitor cardiaco. Era otro ritmo corporal que, a una frecuencia de unos 10 ciclos por minuto, parecía fiable y consistente. Yo nunca había leído ni visto nada acerca de este ritmo, ni yo, ni el neurocirujano, ni el anestesista, ni las enfermeras ni los internos. Poco me imaginaba que estabamos mirando el "núcleo" de Delbert.

IV.

Estoy enganchado y lo sé

Desde que conocí a Delbert aquél día en que lo encontré tendido en el suelo de su salón entre sangre y vómitos, mi vida comenzó a cambiar. Primero, me hizo entender que no debía adelantar conclusiones. Después me hizo sentir culpable durante algún tiempo por haber pensado que era un caso de alcoholismo. Más tarde, me mostró una rara infección parasítica y me mostró lo que ésta podía hacer a un ser humano. Yo no había visto antes quistes en el hígado y en el cerebro producidos por un parásito. Delbert también me demostró que los grandes centros hospitalarios y los sabios doctores no lo saben todo necesariamente. No averiguaron lo que Jim había intuido. Empecé a aprender acerca del conflicto entre la razón o el pensamiento analítico y la intuición o las corazonadas. Me había encontrado en un gran aprieto pensando si aprobar o no el procedimiento del mielograma cervical y después la operación. Delbert me enseñó que era él quien tenía que elegir, y no yo. Era él quien debía analizar la relación entre el riesgo y el beneficio. Yo podría aconsejarle, pero no podía, ni debía indicarle qué hacer. Delbert me enseñó a respetar sus derechos como ser humano.

Después, durante la operación, Delbert me deparó mi primer contacto con lo que iba a convertirse en el sistema SacroCraneal. Lo hizo de tal manera que dañó mi orgullo. Yo estaba avergonzado por mi propia incapacidad para mantener inmóvil una membrana. El también me produjo una curiosidad que no se acallaría. En parte por mi orgullo y vergüenza, en parte por mi propia curiosidad, nunca olvidaría la visión de esa pequeña área de membrana duramadre moviéndose continuamente hacia dentro y hacia fuera mientras intentaba sujetarla por todos los medios. Él hizo que esta experiencia fuera inolvidable. Maravilla de maravillas, yo estaba experimentando el privilegio de ver de primera mano la propiedad fisiológica de un sistema corporal que todavía no había sido descubierto. Se convertiría en otro sistema, tal como el sistema cardiovascular, el sistema digestivo y los similares.

Delbet quería estar seguro de que no me iba a escapar. Se le curaron los pies en unos pocos meses y se puso bien. Yo realmente no entendía la relación entre las membranas en movimiento y la curación de los pies, pero la encontraría. Unos meses después de que ocurriera todo esto, leí un anuncio en una revista osteopática acerca de un seminario de cinco días de Osteopatía Craneal. Sabía vagamente que los osteópatas manipulaban los huesos del cráneo. En aquél momento, yo tenía la idea de que una vez llegas a adulto, tus huesos del cráneo están fundidos y no pueden moverse. Tu cráneo es sólido como la corteza de un coco.

Me tragué mis creencias y asistí al seminario sobre Osteopatía Craneal. Sentí el movimiento de los huesos con mis manos inmediatamente y supe que ese movimiento estaba ligado de alguna manera al imparable movimiento de la membrana que me provocó tanta turbación durante la operación de Delbert.

Delbert había hecho un buen trabajo. Yo estaba enganchado y lo sabía. Gracias Delbert.

De forma accidental, Delbert se mudó a Texas después de un tiempo y perdimos el contacto. Después oí que unos 10 años después murió de cáncer de pulmón.

El me había ayudado mucho.

V.

El Sistema SacroCraneal

Después de varios años de investigación, ahora sabemos que cada uno de nosotros tiene dentro un sistema SacroCraneal que está moviéndose rítmicamente todos los días de nuestra vida. Hemos aprendido a monitorizar este ritmo SacroCraneal con nuestras manos sobre casi cualquier parte de un cuerpo humano. Así como somos capaces de hacer ciertas deducciones a partir del ritmo cardiaco y de la actividad respiratoria acerca del estado de los sistemas cardiovascular y respiratorio, ahora somos capaces de recoger información acerca de la condición y funcionamiento del ritmo sacrocraneal en y sobre varias regiones y partes del cuerpo humano.

Cuando ciertas partes o regiones del cuerpo no se mueven rítmicamente respondiendo a la suave presión del sistema sacrocraneal, somos capaces de localizar áreas de problemas en el cuerpo. No conocemos necesariamente de que problema se trata, pero sabemos donde está, y esto es un potente comienzo para resolver el problema.

El sistema sacrocraneal en sí mismo está compuesto de : (1) el sistema de membranas de tres capas que llamamos las meninges; (2) el fluido cerebroespinal que está contenido dentro de este sistema de membranas; y (3) las estructuras dentro del sistema de membranas que controlan la entrada y la salida del fluido en el sistema. Lo que acabo de describir es un sistema hidráulico semicerrado que utiliza la membrana impermeable duramadre (la capa mas externa del sistema de membranas de tres capas) como una barrera contenedora de fluidos. Este sistema utiliza el fluido cerebroespinal como el componente hidráulico del sistema. Utiliza el sistema coroide dentro de los ventrículos del cerebro como el componente de entrada de fluido, y utiliza el sistema aracnoide como el componente de salida de fluido.

La importante influencia que el sistema sacrocraneal ejerce sobre la función corporal completa sucede en gran parte porque el sistema encierra el cerebro y la médula espinal así como las glándulas pituitaria y pineal. Debido a que el cerebro y la médula espinal son más o menos los directores de la totalidad del sistema nervioso, es fácil comprender que el sistema sacrocraneal, por medio de su efecto sobre el entorno del cerebro y de la médula espinal, tiene una poderosa influencia sobre gran variedad de funciones corporales. Y por medio de su influencia sobre la glándula pituitaria (directora) y de la glándula pineal, el sistema sacrocraneal también tiene un poderoso efecto sobre la función del sistema endocrino y de las hormonas que segrega.

La barrera membranosa de fluido (duramadre) del sistema sacrocraneal está unida al interior de los huesos del cráneo. Esta membrana duramadre es realmente el revestimiento del cráneo. Hemos demostrado a través de nuestras investigaciones en la Universidad del Estado de Michigan, que los huesos del cráneo deben estar en un continuo y pequeño movimiento para acomodar los constantes cambios en la presión del fluido que se producen dentro de los límites de la membrana del sistema hidráulico semicerrado. Cuando los huesos del cráneo pierden esta capacidad para moverse en respuesta a los cambios de presión del sistema sacrocraneal, la función de este sistema queda comprometida y pueden aparecer ciertos síntomas.

Como terapeutas sacrocraneales conocemos las fijaciones de las membranas de la duramadre a los huesos del cráneo, a las vértebras cervicales, al sacro en la parte baja de la espalda, y a todas las pequeñas aberturas en el cerebro y en la columna vertebral que permiten el paso de los nervios principales a todas las partes del cuerpo. Sabemos cómo encontrar las áreas de movimiento restringido que comprometen la función del sistema sacrocraneal. Y sabemos cómo restablecer el movimiento acomodaticio normal en todas estas áreas. Haciendo este trabajo somos a menudo capaces de mejorar la función de los sistemas nervioso y endocrino mejorando el entorno en el que trabajan estos sistemas.

VI-

Primeras experiencias con la Terapia SacroCraneal

Empecé a trabajar con la Terapia SacroCraneal como método de tratamiento con unos pocos pacientes con dolor de cabeza, que respondieron muy bien. Un caso fue bastante intrigante. Era el primer paciente con fuertes dolores de cabeza al que traté utilizando estas técnicas. El paciente estuvo en la armada de los Estados Unidos durante la segunda guerra mundial. Se encontraba cerca de un gran cañón de su barco cuando el cañón fue disparado. Se había negado a ponerse tapones en los oídos y a utilizar cascos protectores. A partir de ese momento comenzó a tener dolores de cabeza acompañados por un fuerte dolor de oídos. El dolor y el ruido eran implacables. Se sometió a toda clase de tratamientos en la armada, pero no encontró ningún alivio. Finalmente, la armada le dio la baja médica con un permiso de incapacidad. Este hombre había sufrido este dolor durante 25 años. No se cómo llegó a mi consulta. Evalué su sistema sacrocraneal y encontré que los huesos del cráneo del lado izquierdo de su cabeza estaban internamente soldados y fijos. No había movimiento en estos huesos. Tuve mucha suerte y corregí con éxito esta fijación. El lado izquierdo de su cabeza se expandió inmediatamente. Cuando se produjo esta expansión y la liberación de esta fijación, se puso eufórico. Su dolor de cabeza desaparecía a medida que trabajaba con él. A las pocas semanas cesaron los ruidos dentro del oído. Yo sólo vi a este hombre tres veces. Su dolor, que había durado más de 25 años, había desaparecido después del primer tratamiento. Hasta lo que yo se, no volvió a dolerle la cabeza. Estoy seguro que habría vuelto a ponerse en contacto conmigo si esto hubiese ocurrido.

Después de esta experiencia con el dolor de cabeza de aquel veterano de la armada, empecé a trabajar con muchos pacientes con dolor de cabeza. La mayoría de ellos habían sufrido durante muchos años y se habían sometido a gran variedad de programas de tratamiento. Aprendí mucho acerca de los dolores de cabeza y de la eficacia de la terapia sacrocraneal como una forma de terapia para el paciente que a veces está incapacitado parcialmente por un dolor de cabeza crónico. Ya desde el comienzo, mi experiencia muestra que alrededor del 80 al 85% de los pacientes con dolor de cabeza persistentes responden favorablemente a la terapia sacrocraneal. El aspecto realmente bueno, es que en la mayoría de la gente tratada con éxito, una vez que el problema se ha resuelto, no reaparece. El paciente no depende durante el resto de su vida de sesiones de Terapia SacroCraneal. (La terapia les hace sentirse tan bien que muchos quieren más, incluso aunque hayan desaparecido sus dolores).

Para engancharme más todavía, llegó otro paciente. Este era un chico " algo retrasado" de 16 años. Su madre insistía muy amablemente, en que ensayara este nuevo método de tratamiento, la terapia sacrocraneal, en su hijo. Russell, que así se llamaba el hijo, había contraído meningitis en la infancia. La meningitis era supuestamente la responsable de su actual retraso mental. Yo no tenía experiencias previas utilizando terapia sacrocraneal con este tipo de problema. No tenía ni idea de si podría provocar alguna mejora. Sin embargo, ante la amable e irresistible insistencia de la madre de Russell, decidí probar.

El tío de Russell era un cirujano reconocido. Había visto como Russell había recibido todo tipo de tratamiento médico convencional posible durante años desde su meningitis. Yo no estaba nada convencido, pero de todas formas pedí un electroencefalograma (EEG) de Russell para ver lo que podía encontrar. Jim, el neurocirujano que estuvo presente durante mi introducción al sistema sacrocraneal, me interpretó el EEG. La conclusión que saqué de la interpretación del EEG era que parecía haber alguna irritación del tejido cerebral, debida probablemente a una reducción del flujo sanguíneo proveniente de las arterias de la superficie inferior del cerebro. Esto podría explicar porqué la meningitis había producido un retraso. Las membranas involucradas en la meningitis que tuvo podrían estar todavía inflamadas y/o tener adhesiones que obstruían parcialmente las arterias que suministraban sangre al cerebro de Russell. Si las venas de drenaje estaban también parcialmente obstruidas, podían producir fácilmente una contrapresión. Esto podía provocar una insuficiencia de riego sanguíneo en el cerebro. Estas condiciones dificultarían que la sangre limpia llegara donde se necesitaba.

Decidí que enfocaría el tratamiento en la mejora del drenaje de la sangre pobre en oxígeno (venosa) del cerebro y en el aumento del suministro de sangre rica en oxígeno (arterial) al cerebro. Yo podía utilizar estas palancas óseas (los huesos del cráneo) sobre el sistema de membranas de la duramadre para cambiar la tensión anormal de la membrana dentro de la bóveda del cráneo y del canal espinal. Si podía reducir la tensión anormal, tendría la oportunidad de eliminar cualquier adherencia. Entre la reducción de tensión y la eliminación de adherencias, podríamos obtener un mejor drenaje de sangre y un incremento en el suministro de

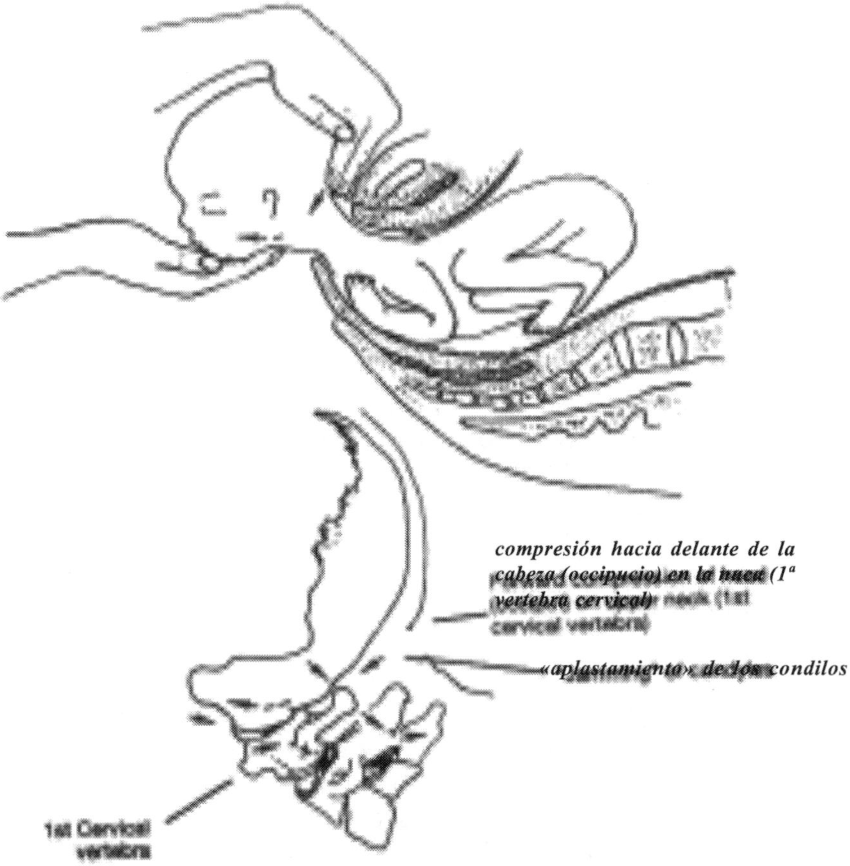

Ilustración 2 : Soldadura del occipucio (cráneo) en las vértebras superiores del cuello (cervicales) y cómo puede presentarse.

sangre fresca al cerebro de Russell. Al principio utilicé algunos medicamentos para mejorar su flujo sanguíneo pero me centré principalmente en la terapia sacrocraneal. Improvisé procedimientos que me permitirían utilizar los huesos del cráneo, la nuca, y la parte baja de la espalda, para conseguir el movimiento de la membrana duramadre y de las otras membranas meníngeas. Traté a Russell dos veces a la semana. A las tres semanas, la madre de Russell me informó de que él ya no dormía siestas. No estaba tan cansado y tan adormecido como antes. A las cuatro semanas, el profesor particular de Russell indicó que estaba mejorando y que podrían prescindir de sus servicios. Por entonces Russell cursaba el décimo grado.

Continué tratando a Russell semanalmente con Terapia SacroCraneal durante alrededor de un año. Finalmente Russell se graduó sin dificultad en la escuela, obtuvo una licenciatura media y ahora, 20 años después, dirige los servicios de recogida y suministro de un gran laboratorio médico. Supervisa aproximadamente a 20 conductores, posee y dirige algunas rentas, y vive en su propia casa en una ciudad distinta a la de su padres. Russell fue evaluado por un psicólogo antes de que comenzara su tratamiento y, de nuevo, un año más tarde. En resumen, su cociente intelectual subió cerca de 20 puntos. Esta clase de experiencia positiva de tratamiento realmente te engancha. La terapia sacrocraneal me había enganchado, y yo ni siquiera le había puesto nombre aún.

Yo había trabajado en el caso de Russell antes de que aceptara un puesto en la Universidad del Estado de Michigan. Esta experiencia me permitió conocer cómo la Terapia SacroCraneal puede influir sobre la función cerebral. Después de la experiencia con Russell, mientras todavía ejercía la medicina privada, tuve éxito en algunas experiencias con niños hiperactivos y con disfunciones de aprendizaje. Una vez instalado como investigador clínico en la Universidad del Estado de Michigan, comencé a trabajar con niños que tenían problemas escolares. La mayoría de estos niños eran hiperactivos o disléxicos.

Nuestro primer éxito en la clínica con niños hiperactivos fue el más alentador. El niño hiperactivo se dormía frecuentemente sobre la mesa de tratamiento después de realizar con él la corrección sacrocraneal. Normalmente este problema se encontraba en la base del cráneo, en la parte posterior, donde la cabeza se junta con el cuello.

Normalmente había una obstrucción de la cabeza sobre el cuello y además una gran tensión de los músculos del cuello que mantenían esta mala postura. Cuando liberábamos esta fijación ósea, el sistema de membranas de la duramadre se aflojaba y el niño hiperactivo comenzaba a comportarse más normalmente. Frecuentemente, podían relajarse entonces las restricciones dietéticas. Mejoraban significativamente las alergias a los alimentos. Por aquel entonces, se utilizaba con frecuencia la dieta Feingold para controlar el comportamiento hiperactivo. Esta dieta eliminaba el azúcar, el colorante de los alimentos, etc., y era difícil de seguir. La terapia sacrocraneal facilitaba esta difícil situación significativamente. Cuando no encontrábamos la obstrucción del cráneo (hueso occipital) sobre el cuello, observábamos que la hiperactividad se debía probablemente a otra causa distinta. Frecuentemente había razones psicológicas para el comportamiento hiperactivo cuando no existía ningún defecto en el sistema sacrocraneal.

Digo "nosotros" porque, en aquella época, comencé a tener una constante y generosa colaboración de estudiantes graduados que trabajaban conmigo. Ellos aprendían la Terapia SacroCraneal bastante fácilmente. Era bastante alentador ver lo fácilmente que podían aprenderse esas técnicas.

Creo que cuando la hiperactividad era debida a una disfunción del sistema sacrocraneal, el problema podía haber ocurrido durante el parto. Frecuentemente la cabeza del bebé es doblada hacia atrás excesivamente (hiperextensión) en un intento de acelerar la expulsión después de que la cabeza del niño está parcialmente fuera del canal del parto. La persistencia de esta hiperextensión podría ser la culpable. Creo firmemente que si esta condición pudiera ser diagnosticada y corregida en los primeros días de vida, podría producirse una reducción significativa (probablemente un 50%) de los problemas de hiperactividad en niños. Nuestro porcentaje de éxito era cercano al 100 por cien cuando los niños hiperactivos presentaban una obstrucción de la cabeza sobre el cuello. Cerca del 50% de los niños hiperactivos que vimos en nuestra clínica tenían esta condición. El otro 50% eran hiperactivos por otros motivos.

La clínica, en aquellos primeros años en la Universidad del Estado de Michigan, atrajo también a gran número de niños disléxicos. Observamos que muchos niños dislexicos presentaban un problema en el sistema sacrocraneal localizado en el lado derecho de la cabeza, afectando al oído y a la región mastoidea. Realmente, la clave del problema resultó ser el hueso temporal derecho y su unión a la membrana duramadre. Cuando se corregía este defecto y la función del sistema sacrocraneal volvía a la normalidad, los problemas de lectura desaparecían en un porcentaje muy elevado (alrededor del 70%) de estos niños. Recuerdo como si fuera ayer a un chico de dieciséis años al que su profesor de educación especial trajo a la clínica, situada a 150 km. de su domicilio. El profesor dijo que el chico (Mike) leía como un niño de cuarto grado en el mejor de los casos. Le habían asignado una clase especial. Mike estaba comenzando a mostrar un comportamiento autodestructivo debido a su baja autoestima. Era un chico de 1,90 metros y unos 100 kilos de peso que no me gustaría que se enfadara conmigo.

Durante nuestra primera sesión de tratamiento, encontré y corregí alrededor del 80 por ciento del problema del hueso temporal derecho y de la membrana duramadre. Debido a la distancia del viaje, se acordó que Mike volviera a las dos semanas. Nuestra rutina ordinaria era tratar a los niños una vez a la semana. Le vi por segunda vez y completé la corrección del sistema sacrocraneal del lado derecho de su cabeza. Mike habló muy poco. Su profesor dijo que había algunas mejoras tanto en su habilidad de lectura como en su actitud. El volvió a las dos semanas. Yo sentí que la corrección del sistema sacrocraneal era completa.

Mike volvió a los quince días. Esta vez, ambos, el profesor y él estaban sonrientes y muy contentos. Mike estaba leyendo libros de décimo grado sin dificultad. Pregunté a Mike qué había pasado. Dijo que podía ver dos o tres palabras al mismo tiempo. Antes, tenía que ver cada letra en la palabra individualmente, memorizar la secuencia de letras, y después tratar de pensar en una palabra a partir de su recuerdo de la secuencia de letras. Estaba muy contento, y también lo estaba su amable e interesado profesor. Habían pasado cuatro semanas desde que Mike se había sometido a su primera sesión de Terapia SacroCraneal. En tres sesiones de 20 minutos cada una, una hora de tiempo de tratamiento, él había evolucionado de ser un niño autodestructivo, con dificultades de aprendizaje, en cuarto grado de lectura, a ser un feliz estudiante de décimo grado. Yo estaba enganchado.

La clínica de niños continuó, y se amplió la variedad de problemas tratados. Comenzamos a obtener informes de que mejoraban los problemas de estreñimiento con niños. También mejoraban las actitudes y los niveles de afecto. Después unos padres nos comentaron que algunos de los niños que sufrían espasmos, ya no tenían estos episodios espasmódicos. La gran pregunta era: ¿podríamos reducir la medicación anti espasmódica? Lo intentamos lenta y prudentemente, y funcionó la mitad de las veces. Algunos niños eran realmente capaces de interrumpir su medicación y quedar sin espasmos. Y la mayoría de los niños, sin embargo, eran capaces de permanecer sin espasmos tomando alrededor de la mitad o algo menos de sus dosis de medicación anticonvulsiva.

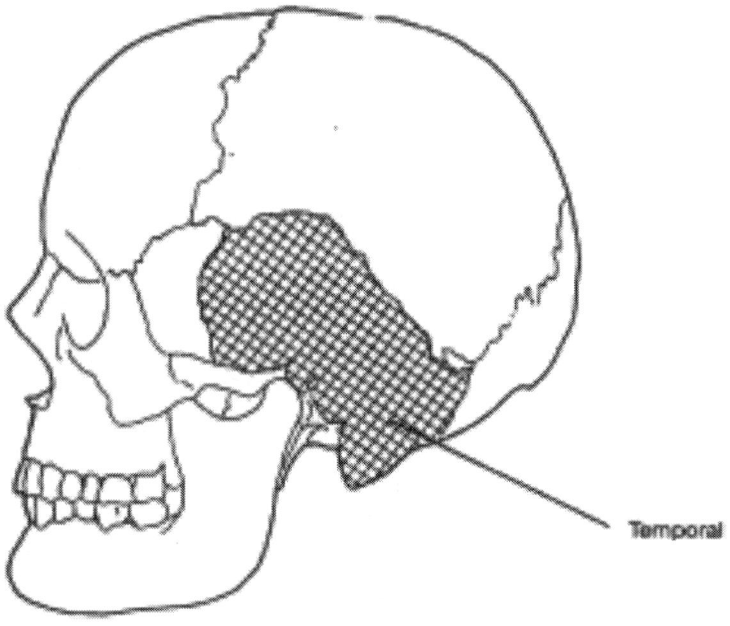

Ilustración 3: Situación del hueso temporal en el cráneo.

VII.

Se amplían horizontes

Si no hubiera estado completamente enganchado a la Terapia SacroCraneal en ese momento, la siguiente experiencia lo haría. Me marché a enseñar a Francia e Inglaterra en 1978. Los osteópatas de por allí querían aprender la Terapia SacroCraneal y organizaron algunos seminarios de cinco días sobre el sistema y sus usos terapéuticos. Cuando preparaba el seminario en la ciudad de Niza, en el sur de Francia, un alumno de Bruselas, Bélgica, me preguntó si podía tratar a un pequeño de 2 años y medio como paciente de demostración durante los cinco días del seminario. Esto quería decir que, al final de la clase de cada día, yo pondría en práctica sobre el niño las técnicas de Terapia SacroCraneal que había enseñado. Oliver, que así se llamaba el niño, era víctima de algún problema que había ocurrido durante o inmediatamente después de su nacimiento. Se le había diagnosticado una parálisis cerebral. El niño usaba unas gruesas gafas. Tenía los ojos cruzados. La parte derecha de su cuerpo tenía espasmos y estaba paralizada. La mano derecha y la pierna derecha estaban prácticamente inútiles. No podía masticar bien y tenía dificultad para tragar. Toda su comida se trituraba, y siempre le daba de comer un adulto. Yo no nunca había tratado antes a un niño como éste y no tenía muchas esperanzas de poder ayudarle.

El tercer día del seminario las técnicas que utilicé estuvieron centradas en la corrección de las tensiones impropias que tenía en la membrana duramadre en la frente y que afectaban a tres cuartas partes de la cabeza hacia la coronilla. Para llevar a cabo esta liberación de la tensión de la membrana de la duramadre, tenía que liberar el hueso frontal, que es el hueso de la frente. Después podía utilizar este hueso eficazmente como palanca sobre la membrana de la duramadre dentro del cráneo para estirar esa membrana.

Para hacer esto, simplemente levanté la frente hacia el techo siempre muy suavemente con el paciente tendido cómodamente de espaldas. Su cara estaba mirando hacia arriba. Comencé mi suave levantamiento con la intención de liberar el hueso frontal (hueso de la frente) de los huesos parietales. Los huesos parietales forman la parte superior de la cabeza justo detrás del frontal. Yo había percibido anteriormente una cresta en el lado izquierdo de la cabeza de Oliver, en donde el hueso frontal se superpone al hueso parietal. Según mi experiencia hasta el momento esta superposición era un raro hallazgo. Aparece frecuentemente en bebés, pero se suele enderezar de forma natural durante el primer año de vida. Según continuaba elevando el hueso frontal de Oliver, hubo un ruido audible al corregirse la superposición de los huesos por sí misma. La forma en la que ocurrió me recordó que, cuando se trata del cuerpo humano, una pequeña fuerza durante un tiempo largo puede hacer más que una fuerza grande durante un corto espacio de tiempo. Esto se debe a que una fuerza leve provoca menos resistencia por parte del cuerpo del paciente. Yo llevaba tirando del hueso frontal hacia arriba alrededor de cinco minutos cuando se corrigió la superposición de los dos huesos del cráneo de Oliver.

Al día siguiente a las cuatro de la tarde cuando vino Oliver a la clase para ser el modelo de demostración, hubo un sonoro alboroto. Yo no podía ver lo que pasaba, y no hablaba francés, por lo que no sabía que significaban esos gritos, aplausos y felicitaciones. Pronto lo supe. Oliver estaba agarrado a la mano de su madre y se aproximaba caminando. El no había caminado nunca. Yo estaba atónito, pero traté de parecer tan frío como se espera de un buen profesor. La madre de Oliver estaba llorando y riendo al mismo tiempo. Se puso a besar mis manos y me violentaba con sus incontenibles muestras de emoción. Parece que a las cuatro de la madrugada Oliver se despertó, llamó a su madre a su habitación y le dijo que podía andar. Le contó que el hombre malo que estaba en su cuerpo y que no le dejaba andar se había marchado. En 12 horas, Oliver aprendió a andar de forma que pudo entrar en la clase ese día con el apoyo de la mano de su madre y andando con ella por primera vez en su vida.

Oliver y su madre me siguieron de Francia a Inglaterra y después de vuelta a Michigan, en donde permanecieron tres meses. Durante este tiempo, traté a Oliver con Terapia SacroCraneal unas dos veces por semana. Cuando terminamos Oliver caminaba bastante bien. Arrastraba un poco el pie derecho, pero ya no tenía espasmos. Podía cortar la comida, podía comer solo, y masticaba y tragaba por sí mismo toda clase de comidas. No necesitó gafas nunca más, ni volvió a tener estrabismo. Era un niño brillante y parecía tener un sorprendente sentido del humor.

No volví a ver a Oliver hasta casi doce años después. En Agosto de 1990, su madre llamó desde Bruselas y dijo que Oliver quería verme porque yo había sido quien le había permitido caminar. Qué emoción ver ese chico de 15 años que

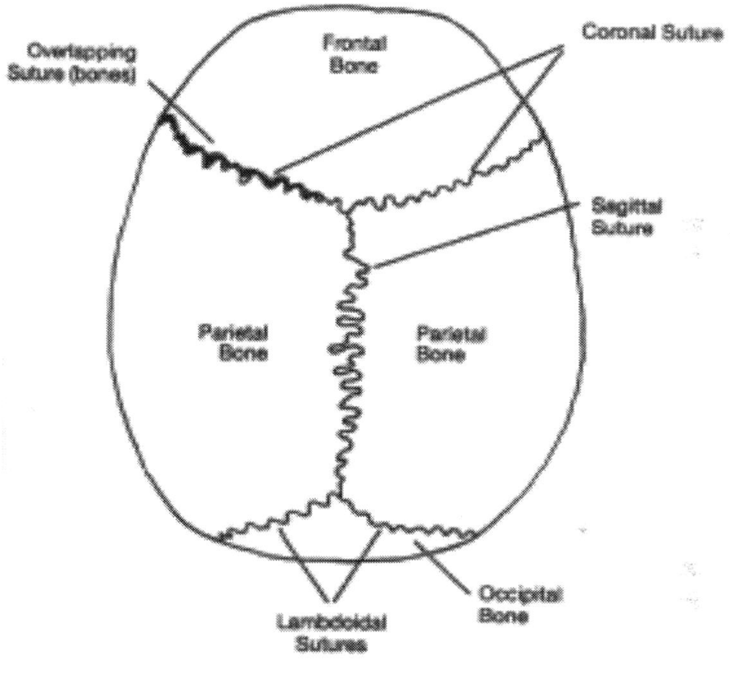

Ilustración 4: vista superior del cerebro mostrando las uniones y situación de la superposición de Oliver entre los huesos parietal y frontal.

caminaba con una cojera pero que hacía todo lo demás bastante bien.

Ahora la Terapia SacroCraneal me había enganchado profundamente. Empezó con Delbert, y ahora sabía que la terapia Sacrocraneal no era solo un asunto sobre el que investigar. Era más, mucho más.

Después de mi experiencia con Oliver vinieron niños espásticos y paralíticos. Muchos de ellos experimentaron una gran mejoría Oliver es el que está marcado más profundamente en mi memoria.

VIII.

Otros usos de la Terapia SacroCraneal

De esta forma supe que la Terapia SacroCraneal era capaz de producir excelentes resultados en niños retrasados, hiperactivos, disléxicos y con parálisis cerebral espástica. Después vendrían los niños autistas y los recién nacidos. Recibí una subvención para investigar con niños autistas durante un periodo de tres años. En el momento en el que se acabó la subvención, estábamos haciendo algunos progresos muy significativos en un centro para autistas. Los niños sentían menos pena por si mismos, mostraban afecto hacia otros seres humanos, y demostraban un comportamiento social muy mejorado.

Desafortunadamente, el dinero de la subvención para la investigación se agotó. No sé cuánto podríamos haber avanzado. Los niños autistas sufrieron una regresión a los tres o cuatro meses de dejar de ser tratados con la Terapia SacroCraneal. Estaba claro que necesitábamos ir más lejos con nuestro trabajo. Tuvimos unos pocos pacientes privados autistas que llegaron a nuestra clínica en la universidad. Uno de ellos era un niño de seis años que había comenzado a manifestar un comportamiento autista desde hacía tan sólo un año y medio. Estoy seguro de que el diagnóstico era correcto porque se hizo en el Hospital Naval de Bethesda y fue confirmado en la Escuela de Medicina de la Universidad de Virginia. El padre fue relevado de sus funciones en un barco de la Armada debido al problema del niño. Tratamos al niño seis veces nada más llegar a Michigan. Su mejora fue tan notable que el equipo de evaluación en Michigan no le calificó como autista. Se le diagnosticó como que padecía un retraso de aprendizaje. Le pusieron en una clase normal y continuó correctamente. Creo que queda mucho por hacer en campo del autismo mediante la Terapia SacroCraneal, y podrían hacerlo terapeutas expertos en Terapia SacroCraneal. Aprendimos algo acerca de la diferenciación entre la esquizofrenia en la niñez y el autismo mediante la evaluación del sistema sacrocraneal.

Hicimos un estudio a ciegas con niños que habían sido calificados según la escala de etapas del desarrollo de Rimland. Esta escala diagnostica tanto el autismo como la esquizofrenia. Yo hice mi propio diagnóstico, basado en las características del sistema sacrocraneal, sobre 63 niños que habían sido calificados por el Dr. Rimland sin conocer previamente los resultados ofrecidos por éste. Hubo una gran coincidencia entre mi propio diagnóstico, basado en la evaluación del sistema sacrocraneal, y el obtenido por Rimland, basado en las etapas de desarrollo. Es muy improbable que esa coincidencia pudiera haberse dado aleatoriamente.

Para que no se tenga la impresión de que he estado toda mi vida tratando niños con disfunciones cerebrales, me gustaría tratar de algunos de los otros usos de la Terapia sacrocraneal que no tienen que ver con disfunciones en la infancia.

Encontramos que la Terapia SacroCraneal podía acortar y facilitar las molestias del parto para la madre y el bebé. Yo estaba enseñando en Inglaterra en la Escuela Europea de Osteopatía en Maidstone, Kent, durante el otoño de 1977. La mujer de uno de los estudiantes estaba sufriendo contracciones de parto durante tres días y los doctores la habían citado para practicarle una cesárea esa misma tarde. El estudiante, Simon, estaba muy disgustado por la posibilidad de la realización de una cesárea en vez de un parto vaginal en su primer hijo. Pero el parto resultaba largo, no progresaba, y la presión sanguínea de su mujer Deborah era peligrosamente alta. La operación se iba a practicar cuatro horas después. Antes de esto Simon y yo no nos conocíamos. El había estado tratando de compaginar el seminario y sus visitas al hospital. Vino a verme después de la sesión de la mañana y me preguntó si había algo que yo pudiera recomendar dentro de la Terapia SacroCraneal que le pudiera ayudar. Mi experiencia como médico convencional no me servía de nada en el caso de un parto que no progresaba y la presión sanguínea elevada de la madre. Aconsejé a Simon que permitiera la cesárea de su mujer. Sin embargo, tenía cuatro horas por delante durante las que podría ensayar una técnica de Terapia SacroCraneal que podía, esperábamos, afectar de manera positiva a la glándula pituitaria y provocar que se produjera el parto. También le mostré las técnicas Sacrocraneales que podían aliviar la presión sanguínea. Simon se marchó dispuesto a intentarlo. Volvió a las tres horas.

Deborah había conseguido llegar a la fase expulsiva del parto mientras Simon aplicaba la técnica de Terapia SacroCraneal. Ella dio a luz una niña sana llamada Hannah treinta minutos después de que Simon comenzara a aplicar la técnica. El no tuvo que emplear lo que le enseñé para aliviar la presión sanguínea porque sus constantes se normalizaron de forma natural al dar a luz. Los doctores se quedaron pasmados, pero felices. Simon no les dijo nunca lo que hizo. Visitamos a Simon, Deborah, Hannah y a su hija menor Charlotte siempre que vamos a Europa, o nos visitan cuando vienen a los Estados Unidos. Somos buenos amigos.

Hannah ha escuchado a menudo lo que la terapia Sacrocraneal hizo por ella. Incidentalmente, traté a Hannah al cuarto día de nacer para hacer una demostración en una clase en Maidstone. Ella había nacido en un momento de fama.

Desde aquél momento la Terapia SacroCraneal ha demostrado ser muy útil y eficaz para las madres durante el embarazo, parto y postparto. La incidencia de problemas de espalda y depresión postparto es mucho menor en madres que han sido tratadas con Terapia SacroCraneal que en aquellas que no han recibido tratamiento.

También nos gusta tratar niños sanos con Terapia SacroCraneal. El Dr. MacDonald, mi colega en el Instituto Upledger en Palm Beach, Florida, practicó la terapia Sacrocraneal en todos los recién nacidos en el hospital en el que estaba de asesor en Maine. Hizo esto durante un periodo de cinco años. Todos los niños fueron tratados al menos una vez antes de que abandonaran el hospital. Durante su primer año de vida la incidencia de las enfermedades que requirieron hospitalización fue menos de la mitad que la de los niños nacidos en otros hospitales en los que no recibieron la terapia.

Hace sólo unos meses un buen amigo y paciente me decía que su nuevo bebé, de seis semanas, lloraba y tenía colitis todas las noches. Ni el padre ni la madre podían dormir. El pediatra no daba ninguna solución. Sugerí que me trajeran a la niña. La llorosa niña se durmió durante la primera sesión de Terapia SacroCraneal y durmió durante todo el viaje de vuelta a Miami. Estuvo dormida durante casi diez horas. Sólo fueron precisos tres tratamientos para resolver completamente el problema. El problema Sacrocraneal era una tensión anormalmente alta en la membrana duramadre. Esta elevada tensión era debida a que tenía la pelvis torcida; probablemente se había deformado durante el parto y permanecía así desde entonces. Esta torsión pélvica anormal tensionó la membrana duramadre dentro del canal espinal. La tensión se transmitía a la parte superior del cuello y a la cabeza a través del sistema de la membrana duramadre. El nervio vago, que afecta poderosamente tanto a la función estomacal como a la de excreción (así como tiene una gran influencia sobre el ritmo cardiaco y la respiración), pasa por la base del cráneo en una posición en la que puede verse afectado por una tensión anormal de la membrana duramadre. La evaluación Sacrocraneal reveló el problema, que era de fácil corrección. La niña ahora está bien.

La Terapia SacroCraneal es una excelente modalidad para utilizarla en una gran variedad de dolencias en niños, tales como el cólico, asma, hipotonía infantil y muchos más. El niño hipotónico es el que parece un muñeco de trapo. La mayoría de las veces los pediatras no conocen las causas de este problema o qué hacer con él. A menudo, una sola sesión de Terapia SacroCraneal es todo lo que se requiere para corregir el problema. El sistema de la membrana duramadre está sometido normalmente a una presión anormalmente elevada. Los terapeutas Sacrocraneales deben encontrar la causa de esta tensión y corregirla si es posible. Si el problema no se puede corregir, normalmente existe una técnica Sacrocraneal que lo aliviará temporalmente. Nos agrada enseñar a los padres o cuidadores a aplicar estas técnicas cuando se requiere un tratamiento continuado. De esta forma pueden tratar a su niño diariamente por sí mismos y tienen una mayor independencia de nosotros.

Recientemente, mientras estaba dirigiendo un seminario avanzado de Terapia SacroCraneal en Burdeos, Francia, un estudiante presentó un caso de un niño con hipotonía - falta de tono muscular - con un diagnóstico de daño neurológico debido a privación de oxígeno durante el nacimiento. Traté a este niño con Terapia SacroCraneal. Cuando el sistema de membranas de la duramadre se relajó, se podía ver literalmente cómo este niño de cuatro meses comenzaba a mover sus brazos y piernas, a controlar su cabeza, cuello y torso, y a gritar en vez de a gimotear. En unos 30 minutos a partir del comienzo del tratamiento, el niño parecía normal. Conseguimos grandes logros con niños y bebés. Presiento que una evaluación sacrocraneal y un tratamiento durante el primer mes de vida podría reducir las disfunciones cerebrales de los niños al menos en un 50 por ciento.

¿Qué clase de problemas en adultos pueden tratarse con terapia Sacrocraneal? El espectro de eficacia en problemas con adultos (y para adultos sin problemas) es casi inestimable. Anteriormente en este libro, me refería a mi primera visión del sistema sacrocraneal en acción durante la operación de Delbert como una visión del "núcleo". Yo creo realmente que es así. No estoy aún seguro de en qué consiste dicho núcleo, pero sé que a veces, el sistema sacrocraneal parece como la entrada a la región más profunda del "ser total" del paciente (y de mí mismo). No estoy suficientemente seguro de que significa el "ser total", pero parece como si el sistema sacrocraneal está donde todo viene junto, lo que quiera que sea.

Consiguientemente, hay muchos adultos que gozan de buena salud que quieren recibir regularmente Terapia SacroCraneal. Normalmente desearían recibirla una vez al mes. A pesar de ello, como la demanda es desproporcionada respecto a los medios, lo que pueden obtener es mucho menos. Mi propia práctica en el Instituto Upledger está compuesta de un 50 por ciento de profesionales de la asistencia sanitaria de una u otra modalidad, de toda Norteamérica y Europa. Esto me dice que la Terapia SacroCraneal debe proporcionar a estas personas un beneficio significativo, de otra forma no viajarían tan lejos para recibir un tratamiento. La mayoría de estos profesionales de a salud vienen durante una semana, lo cual significa cuatro o cinco tratamientos consecutivos una vez al año. Ellos me cuentan las mejoras que sienten no sólo físicamente, sino también emocional y espiritualmente.

Es como si este sistema sacrocraneal fuera un sistema "núcleo" en el que se juntan los mecanismos de control del cuerpo, la mente, las emociones y el espíritu.

Desde un punto de vista subjetivo, las personas que han recibido terapia sacrocraneal dicen tener más energía y sentirse más felices y contentas. Contraen menos infecciones y tienen enfermedades menos agudas y durante periodos de tiempo más breves que antes de haber recibido la terapia sacrocraneal. Desde mi punto de vista, se diría que se potencia la función del sistema inmunológico, los niveles de estrés se reducen, mejora el equilibrio hormonal y se eleva la sensación de bienestar.

Muchos profesionales de la salud descubrieron los beneficios de la terapia sacrocraneal observando a sus pacientes. La mayoría de los profesionales de la salud que yo traté están desarrollando las capacidades necesarias para efectuar la terapia sacrocraneal ellos mismos. Otros, sin embargo, han visto sólo lo que otros terapeutas han sido capaces de llevar a cabo con este trabajo. En cualquier caso, se trata a una gran cantidad de gente relativamente saludable que o bien han visto los efectos positivos de la terapia sacrocraneal sobre sus pacientes o bien han recibido el tratamiento inicialmente para un determinado malestar y quieren continuar al margen de la zona del malestar, a través de la zona neutral y sobre la mejora de toda la zona del ser. Este es un nuevo concepto para una sociedad orientada a la enfermedad. Normalmente, asumimos que estamos sanos hasta que caemos enfermos. La Terapia SacroCraneal puede mejorar los medios del bienestar de tal forma que no hay porqué caer enfermos. Se explicará más acerca de los aspectos del núcleo del sistema sacrocraneal más adelante.

Como se puede recordar, el dolor de cabeza fue el primer tipo de problema que aprendí a tratar utilizando la Terapia SacroCraneal. Desde el comienzo, hace unos 20 años, he tratado con éxito a miles de pacientes con dolores de cabeza. La proporción de éxitos es, estoy seguro, de más del 80 por ciento, no importa cual fuera la causa. Encontramos, por supuesto, que existen razones psicoemocionales para los dolores de cabeza en muchos casos. Las técnicas de evaluación y tratamiento sacrocraneal ayudan mucho a identificar y tratar los dolores de cabeza que son un síntoma de problemas psicoemocionales más profundos. Se hablará más de los dolores al tratar la Liberación SomatoEmocional y la Imagen Terapéutica y Diálogo.

IX

Un tratamiento para la Depresión

La Terapia SacroCraneal produce también excelentes resultados en lo que se denomina depresión endógena. Esta es la depresión «sin razones». Todo parece carecer de importancia. No hay cambios de humor, sólo permaneces desanimado. Existe una compresión en tres sitios. Es como una búsqueda consistente que hemos denominado el trío de compresiones/depresión.

Las compresiones están localizadas en la base de la bóveda del cráneo en el centro, a mitad de camino entre las dos sienes. Allí es donde dos huesos claves de la bóveda del cráneo se encuentran. Si se han pegado quedando bloqueados debido a un golpe de la frente o en la parte posterior de la cabeza y no se han liberado, este bloqueo y fijación (o compresión, como le llamamos nosotros), puede, con el paso del tiempo, producir un bloqueo similar o una compresión en la base del cráneo sobre el cuello y en la base de la espina lumbar sobre el sacro. He observado también que la compresión en la parte final de la espina dorsal provoca las otras dos compresiones. Esto sucede normalmente como resultado de una caída de espaldas. Por ahora no tengo conocimiento todavía de que la compresión cabeza-cuello provoque las otras dos compresiones. Cuando una provoca las otras dos, puede llevar meses, o incluso años el que se complete el trío de compresiones y provoque el estado depresivo psicoemocional. Cuando este trío de compresiones es la causa de la depresión, el ánimo mejorará frecuentemente según se vayan liberando terapéuticamente las compresiones.

Justo hace una semana encontré un trío de compresiones en una mujer de 53 años que había estado sufriendo depresiones durante seis años. Afirmaba que también había sufrido depresiones cuando tenía 20 años; y que esas primeras depresiones desaparecieron con psicoterapia. También dijo que esta vez sentía que eran diferentes de alguna manera. Ella no podía «sacudírselas» y la psicoterapia no parecía ayudar.

Acudió a mi porque estaba sufriendo dolores de ciática en la pierna derecha. El dolor había sido casi constante durante varios meses. No había obtenido alivio del médico de cabecera, ni del traumatólogo, ni del neurocirujano. La evaluación sacrocraneal reveló un exceso de tensión de la membrana duramadre procedente de la pelvis y de la base de la espina dorsal. La parte más baja del trío de compresiones estaba presente. La evaluación del sistema sacrocraneal en la cabeza mostró que las otras dos componentes de la compresión también estaban presentes. Liberé con éxito las dos compresiones con fin en la cabeza y comencé a trabajar sobre el extremo inferior del sistema sacrocraneal durante la primera sesión. La volví a ver la semana siguiente. Como había liberado con éxito la compresión en la base de la espina dorsal, ella se reía ligeramente de forma espontánea y me comentó que ya no sentía todo el peso del mundo sobre sus espaldas, y que le había desaparecido una gran opresión que sentía en el pecho. Entonces recordó una caída de espaldas que sufrió mientras esquiaba unos seis meses antes de que comenzaran estas últimas depresiones. Desapareció el dolor de ciática durante la segunda sesión.

Tendré algunas sesiones más de tratamiento con ella para asegurarme de que la compresión no vuelva a aparecer. Si lo hace, significará que yo no había encontrado y corregido con eficacia la causa subyacente. Si la compresión no vuelve, significará que la causa más probable fue la caída que recordaba y que se ha corregido completamente. Esta mujer probablemente deseará tener un tratamiento periódico como persona sana una vez que su problema esté completamente resuelto. Creo que es una buena idea. ¿Porqué esperar a que se muestren los síntomas?. Las evaluaciones del sistema sacrocraneal pueden descubrir frecuentemente un problema antes de que aparezcan los síntomas. La corrección de disfunciones asintomáticas del sistema sacrocraneal puede evitar síntomas desagradables.

X.

El famoso síndrome ATM

Mucha gente se está familiarizando con el síndrome ATM (ATM es el acrónimo del síndrome de la articulación Temporomandibular, «síndrome» se define como un grupo de síntomas que caracterizan una enfermedad o problema). El síndrome ATM es por lo tanto el conjunto de síntomas que se saben relacionados con problemas funcionales y a veces estructurales de las articulaciones temporomandibulares. Las articulaciones temporomandibulares son aquellas uniones, localizadas a cada lado de la cabeza que están directamente en frente de las aberturas de los oídos. Son las articulaciones que permiten a la mandíbula inferior abrirse y cerrarse. Estas articulaciones permiten abrir la boca y masticar. Si se ponen los dedos índices en las orejas como cuando se intenta amortiguar un ruido demasiado fuerte, y se abren y cierran las mandíbulas un par de veces, se pueden sentir estas articulaciones moviéndose a través de la pared frontal del canal auditivo.

Las ATM son unas articulaciones muy importantes en el cuerpo humano, ya que permiten morder, masticar, hablar, respirar y todo lo demás. Cuando las ATM se vuelven problemáticas, se puede desarrollar todo un síndrome de incapacidades. Entre estos síntomas podemos encontrar los dolores de cabeza, cuello, parte superior de la espalda, mandíbula y dientes, así como molestias visuales, problemas digestivos, y cambios en la personalidad como ansiedad, depresión e irritabilidad. Estas articulaciones por sí mismas pueden llegar a ser muy dolorosas. Pueden castañear, crujir y sonar cuando se abre y cierra la boca y, en algunos casos más graves, la mandíbula se puede bloquear en su posición abierta o cerrada.

Los dentistas han estado luchando contra este problema durante bastante tiempo. Normalmente tienen un éxito razonable, pero no completo. La mayoría de los tratamientos dentales que he visto consisten en el reposicionamiento de las mandíbulas y/o los dientes en relación a los otros. Existe un forzamiento al remodelar la posición de las estructuras que permiten morder y masticar. Algunos dentistas utilizan otras técnicas para relajar los músculos que utilizamos para abrir y cerrar la boca. Entre estas técnicas están las inyecciones de activación de un punto, bioretroalimentación, y un conjunto de otros enfoques que pretenden ayudar a parar la presión que ejercen las mandíbulas la una contra la otra y el rechinar de los dientes durante la noche.

La Terapia SacroCraneal está siendo reconocida por parte de los dentistas como un tratamiento válido para el síndrome ATM en la mayoría de los casos. La Terapia SacroCraneal, desde luego, crea controversias, pero produce buenos resultados, y los resultados son difíciles de negar, incluso si se está en desacuerdo con la teoría.

He usado la Terapia SacroCraneal sobre cientos de pacientes que habían sufrido el síndrome ATM y que ya habían sido tratados de otras formas. Los planteamientos de tratamiento que he visto utilizar a los dentistas comprenden una amplia variedad de aparatos dentales, apliques, reformadores dentales, y similares. Utilizando la Terapia SacroCraneal, ayudamos suavemente a los huesos del cráneo a movilizarse y recolocarse ellos mismos de forma natural, de manera que se respetan las tendencias autocorrectoras del paciente. Consideramos que la gran mayoría de los problemas de la articulación temporomandibular forman parte de un conjunto de síntomas (síndrome), en vez de ser una causa de los mismos. No nos gusta tratar síntomas. Parte del aliciente de la Terapia SacroCraneal se encuentra en la búsqueda de las causas subyacentes. Como las articulaciones temporomandibulares se apoyan en los huesos temporales del cráneo, si estos huesos temporales están ligeramente desviados, las articulaciones temporomandibulares comienzan a funcionar mal. Entonces la mordedura no se realiza en su sitio (se produce un mal cerrado de boca) y parece que el problema es un problema de que se muerde mal. Sin embargo, si la función y posición del hueso temporal se corrige, frecuentemente la mordedura se corregirá por sí misma sin una costosa intervención exterior. El problema no queda resuelto para los terapeutas sacrocraneales hasta que se conoce y corrige la razón del problema del hueso temporal.

Tuve una paciente hace tres años con problemas graves en relación a su articulación temporomandibular izquierda. Tenía fuertes dolores en el lado izquierdo de la cara. No se le podía tocar el hueso de la mejilla izquierda (pómulo) sin hacerle saltar de dolor. Sufría dolores de cabeza y rigidez de cuello continuamente. En los días peores tenía dolores de espalda y en el brazo izquierdo. Uno de cada tres días era uno de esos "días peores". Su hijo era dentista. El compañero de su hijo había tomado el caso en un intento de resolver el problema de la articulación temporomandibular. Esta pobre señora no obtuvo ningún alivio, y estuvo poniéndose un aparato dental durante la noche y otro distinto durante el día, y utilizando pastillas calmantes. No sentía ninguna mejoría y estaba desesperada. Su hijo había oído hablar de la Terapia SacroCraneal y le sugirió que viniera a verme antes de implantar la segunda fase del tratamiento dental. Esa siguiente fase habría sido la remodelación de sus dientes intentando recolocar la mandíbula inferior.

La evaluación sacrocraneal reveló el hecho de que ambos huesos temporales estaban mal posicionados y no se movían según los cambios rítmicos de la presión del fluido dentro del sistema hidráulico sacrocraneal. Una evaluación ulterior del sistema reveló que la razón de la disfunción de los huesos temporales provenía de la parte baja de la espalda. Encontré que el extremo inferior del tubo de la membrana duramadre que conecta la parte baja de la espalda y la pelvis con el cráneo sufría una tensión anormalmente alta. Este problema provenía del sacro que estaba mal posicionado. Este problema de sacro se producía porque algunos de los músculos que llegaban a él estaban en un estado anormal de contracción. Estos eran los músculos piriformes. Ella me contó que antes de que todo esto comenzara se había desmayado en su cocina y se había caído al suelo. El desmayo se había producido por una sobredosis de medicina para la tensión alta. Así supe dónde comenzó su síndrome ATM. Había empezado con una sobredosis de medicamentos para la tensión que produjeron un desmayo y una caída. La caída produjo una torsión de la pelvis y de la base de la espina. Esta torsión se mantenía por la contractura muscular, adquirida por los músculos rígidos para evitar que el daño fuera mayor. Una de las cosas que yo había aprendido con los años es que muchos de los mecanismos que nos protegen y que quizás nos salvan la vida en ocasiones de emergencia nos pueden dañar más tarde porque no sabemos desactivarlos después de que el accidente o el peligro ya han pasado.

Estos músculos piriformes contraídos estaban evitando que el sacro y el extremo inferior de su sistema sacrocraneal se acomodaran a las fluctuaciones hidráulicas rítmicas de presión de fluido. Esta condición estaba también produciendo una tensión anormal hacia arriba del tubo de la membrana duramadre, en la cabeza. Las membranas en el cerebro están tan juntas que los huesos temporales se vuelven extremadamente vulnerables ante tensiones procedentes de más abajo en el sistema de membranas de la duramadre. Esto era la causa de la mala postura de los huesos temporales. La mala posición del hueso temporal y la pérdida de su movilidad normal cambiaban la posición de las cuencas de las articulaciones temporomandibulares. Esto desnivelaba la una con respecto a la otra. El hueso mandibular inferior, o mandíbula, es un único hueso. Cuando las dos cuencas no están niveladas en ambos lados de la cabeza, una o las dos articulaciones temporomandibulares están tensionadas. Comienza entonces el síndrome ATM.

Decidí atacar este problema desde su raíz. Sabía que si iba a rebatir todo lo que le había hecho creer el dentista colega de su hijo a esta buena mujer, necesitaba un argumento convincente. Nada es más convincente que un alivio rápido del dolor. La evaluación completa del sistema sacrocraneal había durado unos 15 minutos. Después, sin mediar palabra, comencé a trabajar sobre sus músculos piriformis que estaban doblando su sacro hacia abajo incorrectamente. Esto quiere decir que puse una mano en su nalga derecha, según ella estaba tendida de espadas en la mesa de tratamiento, y coloqué mi otra mano sobre el frente y el lateral de su cadera derecha y pelvis. (Los músculos piriformes conectan la pelvis y el sacro). Podía percibir como ella se cuestionaba mi profesionalidad sanitaria, pero no dijo nada. Estoy seguro que estaba pensando: "¿Porqué este pájaro está trabajando ahí abajo? ¿No sabe que el problema esta en la cabeza?". El músculo piriforme se relajó en cinco minutos. Cuando se relajó, pude sentir cómo el sacro se soltaba hacia arriba. Comencé a animar y a ayudar al movimiento del sacro al ritmo de la actividad del sistema sacrocraneal. Según comenzó a moverse el sacro en sintonía con el sistema, vi como su cara se relajaba. Al mismo tiempo, su cuerpo se relajaba. Ella sonreía, entonces comenzó a reír y a llorar al mismo tiempo en silencio. El dolor se había ido. Su expresión había mejorado. Su dolor de cabeza había desaparecido. Su cuello permanecía rígido. Fui al lado izquierdo de su pelvis y relajé su músculo pririforme izquierdo, con esta operación, la rigidez del cuello desapareció. No la tenía que convencer de nada. Los resultados hablaban por sí mismos. Ella se deshizo de todos sus aparatos dentales y se ha sentido mejor desde esa primera sesión.

El músculo piriforme necesitaba un entrenamiento de relajación, de forma que le enseñé a ella misma algunos ejercicios que podrían evitar la recurrencia del problema. Realicé trabajos semanales de seguimiento sobre el sistema sacrocraneal durante unos dos meses. Ahora la veo una vez cada tres o cuatro meses para "afinar" el trabajo y para su tranquilidad. Ella tiene vívidos recuerdos del dolor que padecía. Este es el enfoque sacrocraneal en relación con el síndrome ATM.

Existe otra vía por la que el síndrome ATM puede ser activado por disfunción del sistema sacrocraneal. Esto se ilustra muy bien por otra mujer que vino por recomendación de otro paciente. Ella tenía 58 años y había estado sufriendo durante 15 años severos dolores de cabeza y cuello con entumecimiento de los brazos que la incapacitaban de forma esporádica. Esta paciente había estado en tratamiento para este problema con su dentista, con su quiropráctico y su internista durante al menos 10 años. También había estado en psicoterapia durante seis años. Ella estaba considerando la posibilidad de que estos dolores fueran psicosomáticos. El síndrome ATM también había sido tratado por su dentista. Estaba utilizando aparatos dentales en su boca para mantener sus dientes más juntos y para comprimir sus articulaciones temporomandibulares.

La evaluación Sacrocraneal sugirió que la parte superior de su cabeza había recibido un golpe o forzamiento en algún momento que forzó esa parte de su cráneo por encima del paladar contra la parte superior de su boca. El efecto del impacto había permanecido. Esto provocaba un ensanchamiento de la parte superior de su boca, que al tiempo, producía una mala oclusión entre los dientes superiores e inferiores. Con el paso de los años, esta mala oclusión y pérdida del nivel de los dientes dio como resultado un desgaste y erosión anormal de las articulaciones temporomandibulares. Voilà, el síndrome ATM. Para resolver este problema, tuve que levantar el cráneo de la parte superior de la boca y después ayudar al paladar a adoptar una postura más estrecha. Este proceso de tratamiento requirió varias horas de trabajo, pero se logró finalmente. Esta agradable mujer no usa desde entonces apliques dentales, y no tiene dolores de cabeza - a menos que esté muy disgustada por algo, entonces tiene un dolor de cabeza de tensión, como lo tiene mucha gente.

¿Como se produjo esto? Finalmente ella recordó la causa del daño. Por aquel entonces era una quiceañera. Estaba nadando con un grupo de amigos en un lago en Michigan durante las vacaciones de verano. Según subía a la superficie desde el fondo, cerca de una balsa, un joven se tiró al agua y sus cabezas chocaron con un gran golpe. Ella casi se ahogó. La sacaron del agua y le practicaron la respiración artificial, ya que estaba inconsciente. Después de unos 20 años, su capacidad para adaptar los efectos permanentes de esa colisión disminuyeron. Debido a esa disminución, comenzaron los síntomas. Pienso que retenía aún mucho efecto del daño porque al quedar inconsciente, alguno de los mecanismos autocorrectivos quedaron comprometidos en el momento del accidente. Observamos como esto pasa una y otra vez.

Estas soluciones son permanentes. Estos dos pacientes se mantienen en contacto conmigo, y sé que ya no sufren por causa del síndrome ATM.

XI.

Dolores Crónicos e Incapacidad

Otro área de difícil tratamiento en la que la Terapia SacroCraneal es capaz de ofrecer una contribución es el dolor crónico. El dolor crónico sobreviene en todas las formas e intensidades. Es un área en la que aflora el concepto del sistema sacrocraneal como el "núcleo" de la persona. El dolor crónico puede localizarse en cualquier parte del cuerpo y deberse a cualquier razón. Si perdura durante suficiente tiempo, afectará y comprometerá la labor del sistema sacrocraneal. Si la causa externa del dolor corporal se corrige, pero el sistema sacrocraneal no se trata, el dolor puede continuar. Esto se debe a que el problema del sistema sacrocraneal aún permanece. Estos pacientes frecuentemente terminan con psicoterapia o pueden considerarse sin esperanza. A veces el enfoque de la terapia convencional es ayudarles a convivir con el dolor.

Con frecuencia la corrección de la disfunción del sistema sacrocraneal devuelve al paciente a la vida normal libre de dolor. Esto es muy frecuente en el caso de problemas de rotura de disco. La hernia de disco se repara quirúrgicamente y la presión que esta rotura producía sobre una raíz nerviosa se elimina físicamente, pero la tensión anormal en el sistema de membranas de la duramadre permanece. Esta condición de tensión anormal de la membrana puede producir frecuentemente la persistencia del cuadro doloroso desde dentro del "núcleo" del sistema (sacrocraneal), aunque se haya efectuado la corrección fuera del sistema sacrocraneal. Una adecuada Terapia SacroCraneal es todo lo que se necesita para acabar de resolver el problema.

El disco roto es solo una causa de dolor debida a la presión sobre raíces nerviosas de la médula espinal. Esta presión, o más correctamente expresada compresión, puede provenir de un tejido cicatrizado, de un funcionamiento incorrecto de las articulaciones vertebrales, de una contracción muscular anormal, de una hinchazón, de depósitos de calcio, de fracturas óseas soldadas incorrectamente, y similares. La lista no es interminable, pero es muy larga. Muchas de las veces estos problemas son corregibles, pero si se olvida el sistema sacrocraneal, los síntomas de dolor continúan. Simplemente debemos recordar que las condiciones que han originado la lesión desde fuera del sistema sacrocraneal, normalmente afectan a dicho sistema. A menudo el efecto secundario sobre el sistema sacrocraneal es suficientemente fuerte como para hacer que el dolor continúe incluso cuando la causa original se ha corregido eficazmente.

Neuritis Post-Herpes

Recientemente evalué a un paciente que había sufrido herpes zoster, cuya infección se había producido cuatro años antes. El herpes, como se conoce, es una infección viral de uno o más nervios que se encuentran entre las costillas. Es una condición muy dolorosa. Está acompañada de un salpullido en la piel que es extremadamente doloroso incluso cuando se roza con un trozo de algodón. El salpullido sigue el curso del nervio. El aspecto del salpullido es tan característico que, cuando va acompañado de dolor, es todo lo que se necesita para llegar al diagnóstico. El salpullido suele durar de cuatro a seis semanas. Después, si se tiene suerte, todo se calma y vuelve a la normalidad. Normalmente persisten unos picores en la piel en la zona donde estaba el salpullido. Antes de introducirme en la Terapia SacroCraneal, había tratado un centenar de casos semejantes de herpes utilizando una combinación de acupuntura y manipulación osteopática. Los resultados fueron buenos, pero en un pequeño porcentaje de estos pacientes persistía una enfermedad crónica que no respondía a ningún tratamiento de los que yo conociera hasta entonces.

Esta paciente particular a la que he visto recientemente continuaba teniendo un fuerte dolor en la espalda y alrededor de su caja torácica entre las costillas en el lugar donde había aparecido anteriormente el salpullido. Yo no había tratado a esta paciente al comienzo de su enfermedad. Había sido tratada con inyecciones de cortisona, que le ayudaron en la fase aguda del herpes, pero le dejaron con la enfermedad crónica que había persistido durante los últimos cuatro años. Ella había recibido tanto tratamiento osteopático como quiropático durante esos años. Ambos enfoques le aliviaron sólo temporalmente el dolor. El nombre oficial para la enfermedad que ella tenía era "neuritis post-herpética". Esta condición se estima que sucede y continúa durante algunos años después de la fase aguda en uno de cada diez casos de herpes (zoster).

Según evaluaba el sistema sacrocraneal de esta señora, apareció claramente que la membrana duramadre no deslizaba libremente dentro del canal espinal a la altura en la que el virus del herpes zoster había atacado su nervio intercostal. Este es el nervio que está situado entre las costillas en el interior del salpullido. Los picores residuales del salpullido del herpes me mostraron el nervio exacto que había sido afectado por el ataque del virus herpes zoster.

Pienso que lo que pasa es que la inflamación de las raíces nerviosas afectadas mueve el nervio hacia dentro del sistema sacrocraneal así como hacia dentro del cuerpo a lo largo del eje del nervio. Cuando volvemos a mover adecuadamente el sistema de membranas sacrocraneal dentro del canal espinal el dolor residual desaparece. Esto es precisamente lo que pasó con esta mujer. Cuatro años de dolor terminaron con una sesión de tratamiento sacrocraneal de 40 minutos. ¿Porqué?. Porque curamos con el "núcleo" además de con la periferia.

Rotura de Pelvis con Severa Disfunción del Sistema Sacrocraneal

Chet era profesor en un colegio céntrico en Detroit cuando ocurrió el accidente. Como hacen muchos profesores, estaba trabajando en la construcción durante las vacaciones de verano. Un cable se soltó de una grúa y una carga de varillas de acero cayó sobre él. Afortunadamente aterrizaron por debajo de su cintura. Es difícil reconstruir exactamente lo que pasó, pero Chet acabó tendido sobre su espalda en el suelo, con la pelvis atrapada por esta carga de varillas. Su pelvis estaba fracturada por tres sitios.

Después del accidente, y después de que todos los huesos se habían curado, Chest se dio cuenta de que no podía poner en palabras sus pensamientos tan fácil y rápidamente como solía hacer antes. Esta realidad le hundió, en adelante no sería capaz de enseñar en el colegio, ya que no podría enfrentarse a una clase y expresar sus ideas y pensamientos de forma efectiva. Podía hablar, pero necesitaba tiempo para encontrar las palabras. No funcionaría, especialmente en el centro de la ciudad donde los estudiantes se reirían de su vulnerabilidad en cuanto la detectaran, y Chet no podía evitar ser vulnerable.

Además de los problemas de expresión, Chet tenía muchos dolores de cuello y de espalda, dolores de cabeza y episodios de confusión y ansiedad difíciles de controlar. El tuvo noticias mías por un acupunturista y terapeuta sacrocraneal unos cuatro años después de su accidente. Chet se había estancado en su recuperación. Ellos querían ver si yo podía hacer que avanzara de su nivel actual de recuperación a un nivel superior de funcionalidad. A mi me gustan esta clase de retos.

Chet era muy inteligente. El se había formado y desarrollaba con éxito otra profesión que no requería mucha interacción con la gente. El realizaba bastante bien inversiones de alto riesgo y organizaba eventos deportivos para minusválidos. Estaba muy introducido en la estadística y el cálculo.

Cuando vi a Chet la primera vez, él estuvo en Florida durante cuatro semanas. Le traté ocho veces durante esas dos semanas. En mi opinión, su sistema de membranas meníngeas estaba muy aplastado en la pelvis debido al accidente. Como el sistema de membranas continúa en la cabeza, la imposibilidad de flexibilidad y función había pasado a la cabeza y el cuello desde la pelvis. Esto explicaba el problema con el habla, los dolores de cabeza, los dolores de cuello y los episodios de ansiedad y confusión.

Comencé a trabajar sobre la pelvis. Como respuesta a este trabajo, sus síntomas mentales y los dolores de cuello y cabeza comenzaron a cambiar. Concluimos a partir de esta observación que la cabeza cambiaba mientras yo trabajaba en la pelvis que fue donde se encontraba el verdadero daño. Chet decidió continuar conmigo.

Hoy en día Chet se siente bien. El tiene pocos dolores de cabeza, su cuello está bien, no tiene ansiedad, su conversación ha mejorado alrededor del 75 por ciento. Sin embargo no ha vuelto a enseñar, pero debido a sus buenas inversiones de especulación.

Desde que comencé a trabajar con Chet hace unos cuatro años, él ha vuelto para tratarse durante una semana tres o cuatro veces al año. Su mejoría continúa incluso entre sesiones de tratamiento. Así funciona la Terapia SacroCraneal. Es como poner ruedas al propio movimiento de autocuración. Frecuentemente los pacientes están mejor la siguiente vez que les ves que cuando se marcharon la última vez. Chet es un ejemplo de este aspecto de la Terapia SacroCraneal. Creo que este nuevo estadio será "normal".

Recuperación de la Función Cerebral después de estar en Coma

Jean tenía 62 años cuando vino a su primera cita. Ella era una de las personas más organizadas que he visto nunca. Todo lo anotaba. Las explicaciones había que dárselas una y otra vez. Ella cuestionaba todo. Realmente volvió loca a mi recepcionista con sus preguntas antes de asistir a la cita.

Cuando ella llegó a su primera cita me quedé asombrado. Me contó una larga historia de coma e incapacidad después de un accidente de coche unos 20 años antes. Le habían dicho que no volvería a andar. No sólo estaba andando, sino que todas las mañanas nadaba sin parar 50 largos de 30 metros en una piscina. Ella no confiaba en los médicos porque habían intentado convencerle de que sería una inválida para el resto de su vida. Si les hubiera escuchado, ella habría abandonado sus expectativas.

Según me estaba valorando, pude percibir que me desafiaba a decirle algo negativo o pesimista. Su determinación y autodisciplina le habían devuelto a la vida normal, y ay de quien le dijera algo equivocado.

Su propósito en esta visita era determinar si deseaba o no recibir terapia Sacrocraneal.

Ella había notado que su memoria fallaba algo. Realmente fallaba mucho, y esta era la razón por la que anotaba todo. También su habilidad para concentrarse y su capacidad de comprensión eran menores de lo que solían ser. Esa resultó ser la razón por la que preguntaba una y otra vez las cosas. Ella conocía su debilidad y no dejaba que ésta le controlara.

Jean había oído que la Terapia sacrocraneal podía ayudar en las funciones cerebrales. Yo le confirmé que así era, pero también dejé claro que no podía prometer nada. Ella dijo que me dejaría hacer. Aquella primera cita fue solo para hablar, fue una verdadera sesión de preguntas-respuestas. A pesar de todo fue algo positiva, sentí un profundo respeto por la determinación y tenacidad de esta mujer.

Después de una semana ella llamó y anunció que se sometería a 10 sesiones de tratamiento de terapia sacrocraneal con intervalos semanales. Ella creía que 10 sesiones serían suficientes para mejorar su función cerebral, si verdaderamente este tratamiento la podía ayudar.

Mejoró mucho. Durante su periodo de 10 sesiones comenzó a preguntar mucho menos, requería sólo una o dos explicaciones sobre el mismo tema para comprenderlo, y dejó de anotarlo todo. Incluso experimentó una gran relajación, era mucho menos autoritaria y represiva. Ella continuó su ejercicio andando y nadando, pero no tanto como una obligación sino ahora como una actividad de recreo.

Ahora, siete meses después, Jean viene a una sesión de terapia sacrocraneal una vez cada dos meses. Viene porque le ayuda a sentirse mejor. Es muy agradable y amena. Yo disfruto en sus citas porque cada vez que nos vemos tenemos una desafiante y vivaz conversación. Además, confirmo los beneficios de la Terapia SacroCraneal.

Lesión en la Médula Espinal

John era una americano saludable cuando cayó de lo alto de un árbol. El estaba en una fiesta nocturna. Estaba algo "alegre" y decidió hacer una exhibición. Trepó a un árbol, se cayó, y se rompió la espalda. Esto ocurrió hace tres años. El rondaba por entonces la mitad de la treintena. Estaba prosperando mucho por aquel momento. Era un prometedor dramaturgo. Estaba en el buen camino.

Después de que John cayera del árbol, no podía mover sus piernas, ni sentirlas. Pronto descubrió que había perdido el control de las funciones excretoras del intestino y de la vejiga. Eso fue devastador. Imagine lo que sería volverse de repente completamente dependiente, perdiendo el control de las propias excreciones. Es especialmente devastador cuando eres joven, soltero, bien parecido y con un futuro muy prometedor.

John se expuso a nuestro programa intensivo de dos semanas para pacientes con disfunciones cerebrales y de espina dorsal. Recibió un tratamiento muy intensivo de siete a ocho horas al día, cinco días cada semana, durante dos semanas. Este programa de tratamiento incluía todo lo que se discute en este libro: Terapia SacroCraneal, Liberación de Nudos de Energía, Liberación SomatoEmocional, Imagen Terapéutica y Diálogo, así como psicoterapia individual y de grupo. También incluía acupuntura, meditación, terapia física, terapia ocupacional, ejercicio terapéutico y una amplia variedad de técnicas de masajes terapéuticos y ejercicios de yoga.

Al final de las dos semanas, John estaba comenzando a retomar el control de sus funciones excretoras. Estaba percibiendo sensaciones en sus piernas y en la parte interior del cuerpo, y comenzaba a mover un poco sus piernas.

Ahora, después de dos años, John ha trabajado regularmente con uno de nuestros terapeutas sacrocraneales que es fisioterapeuta. El hizo progresos significativos durante este tiempo. Volvió a nuestro centro de tratamiento en tres ocasiones durante una semana cada vez después de su programa intensivo de dos semanas.

Hace unos meses, John se trasladó a Florida de forma que pudimos disponer del tiempo necesario para trabajar más intensamente. Sus piernas van mejor. Ahora él puede moverlas y caminar con ayuda. Yo espero que John camine completamente desasistido. Como se refleja en este caso, me doy cuenta de a veces intentamos lo imposible. Lo intentamos una y otra vez...y a veces lo logramos.

La esperanza juega un gran papel en el éxito. Si te falla la esperanza, no consigues lo que deseas. Si tienes esperanza, consigues lo que te propones.

Hay más de 2.000 casos de enfermedades crónicas persistentes en nuestros ficheros que han respondido favorablemente a la Terapia SacroCraneal después de haberse sometido a otros tratamientos que sólo les han proporcionado alivio parcial o pasajero.

Prevención de la Incapacidad

Hablemos ahora de un ejemplo en el que creo que hemos impedido una incapacidad de mayor grado - y en donde enseñamos al marido a realizar el trabajo.

Annette tenía 72 años cuando la vi por primera vez. Ella se había caído de lado en la calle, justo debajo de mis oficinas. Su marido, Harry, la había llevado directamente a nuestra sala de espera. Yo la vería a los pocos minutos.

Sus lesiones no eran demasiado graves. Ella tenía la rodilla derecha rozada, que sangraba un poco, llena de pequeñas piedrecitas y partículas de suciedad, y que se hinchaba rápidamente. Ella también había caído sobre su cadera, la cual le comenzaba a doler mucho. Yo me preguntaba si podría haber sufrido una fractura. Su codo derecho también tenía un corte y se hinchaba rápidamente. Sus gafas estaban hechas añicos. Tenía un gran cardenal en su frente y en un lateral de su cara. Su tensión era de 190/110.

En aquellos días yo tenía una máquina de rayos X en mi oficina, de forma que tomé algunas radiografías de sus zonas afectadas. No aparecía ningún hueso roto. Yo quería estar muy seguro de que ella no se había caído debido a una rotura espontánea de la cadera. Esto le podía haber provocado la caída. A veces ocurre así. Los huesos se vuelven tan frágiles que la cadera de los pacientes se rompe por sí sola y provoca la caída en vez de que la caída rompa la cadera. En el caso de Annette no había fractura por ningún sitio, y su densidad ósea parecía muy buena a través de los rayos X. Harry pensaba que ella había tropezado con un bordillo. Annette estaba confusa. No tenía ni idea de porqué se había caído. Cuanto más hablaba con ella, más me convencía de que ella se había quedado "sin sentido" durante un instante y se había caído. Esto es típico de lo que solemos llamar "síndrome de apoplejía leve". Desde entonces se le ha llamado "ataque isquémico cerebral transitorio". No importa como se le llame, es lo mismo. Lo que significa es que, durante algunos instantes, el cerebro no tiene suficiente riego sanguíneo. En estos periodos de poco suministro de sangre, el paciente experimenta confusión, a veces entumecimiento en algún sitio, pérdida de control de algunas partes del cuerpo o, como en el caso de Annette, puede perder el sentido completamente durante un instante.

Según continuaba hablando con Annette, ella comenzó a admitir que había experimentado varias episodios de confusión momentánea. Ella describía el síndrome de apoplejía leve muy bien. El asunto más importante es cuándo comenzaron los pequeños ataques, no es extraño que un ataque completo ocurra con posterioridad. El ataque leve es sólo un aviso.

Además de alguna medicación para ayudar al flujo sanguíneo de su cerebro, elegí la utilización de algunas técnicas de terapia sacrocraneal para mejorar adicionalmente el suministro de sangre oxigenada a su cabeza. Hay tres técnicas de la terapia sacrocraneal que he encontrado que son de extrema ayuda para los pacientes con pequeños ataques de apoplejía: (1) la liberación de la entrada torácica, (2) la liberación de la base craneal occipital; y (3) la elevación del parietal con tracción.

Realicé estas técnicas tres veces a la semana con Annette. Después de dos semanas sus momentos de confusión terminaron. Ella no se cayó de nuevo. A ella le gustaba la Terapia SacroCraneal porque le hacía sentirse bien. Ella quería que los tratamientos continuaran, pero, por supuesto, el Seguro Médico Estadounidense puso objeciones a ese tratamiento de Annete tres veces a la semana, y comenzó a retener los pagos. Annette y Harry vivían de una pensión de jubilación. No eran personas adineradas, por lo que decidí preguntar a Harry si a él le gustaría aprender a realizar las Técnicas de Terapia SacroCraneal para Annette. Harry estaba ansioso por aprender. Me había observado varias veces y había visto que suave y fácil es hacer la Terapia SacroCraneal. Harry aprendió muy rápidamente y tomó las riendas de la terapia sacrocraneal de su querida esposa. Después de esto y durante tres años él realizaba las técnicas tres veces a la semana, y yo veía a Annette una vez a mes. Su síndrome de apoplejía leve no volvió.

No pasó mucho tiempo después de que Harry comenzara a tratar a Annette cuando ellos vinieron y me pidieron que enseñara a Annete a tratar a Harry. Ella se sentía tan bien, con más energía y viveza que quería compartirlo con su marido. Annete aprendió a hacer algún tratamiento para Harry. Estaban contentos de poder ayudarse mutuamente. Estoy seguro de que ellos se sentían más útiles y capaces. Después de alrededor de tres años Annette y Harry se trasladaron de nuevo a Wisconsin para estar más cerca de su familia, y perdí el contacto con ellos.

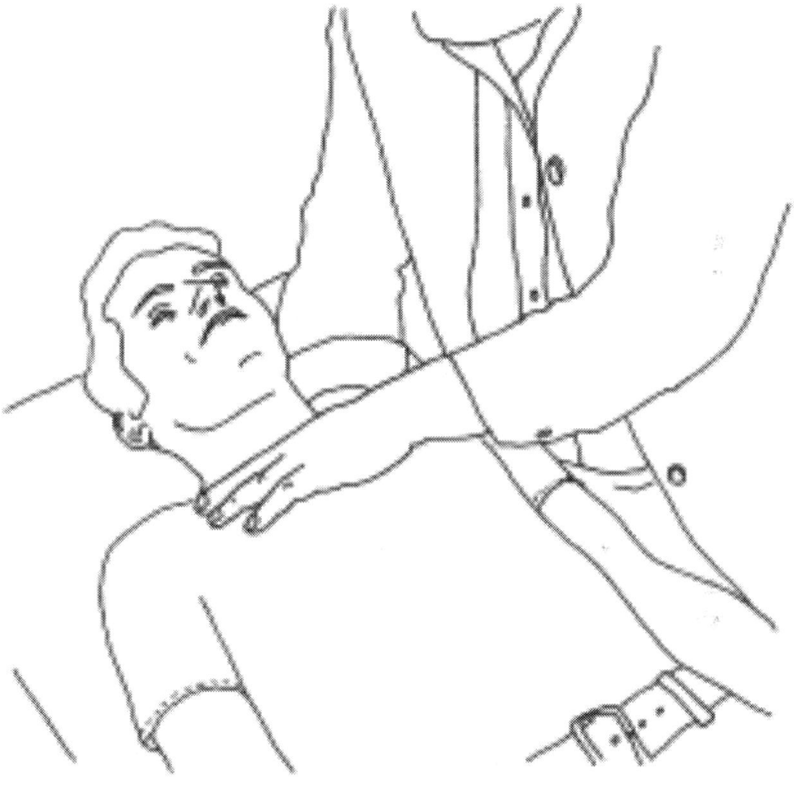

Ilustración 5:
La técnica de la liberación de la entrada torácica.

XII.

Intuiciones

Nuestro extenso trabajo con dolores crónicos y otros problemas ha abierto las puertas a muchas otras revelaciones. Entre ellas están la memoria de los tejidos, los Nudos de Energía, la Liberación SomatoEmocional, el poder y el significado de la intención y del tacto, la utilización de Imágenes Terapéuticas y del Diálogo y, por último pero no menos importante, quién puede hacer este tipo de trabajo. El camino no deja de ampliarse. Hoy en día estoy convencido de que las únicas limitaciones impuestas sobre nuestras propias capacidades autocurativas son las que nosotros mismos construimos a base de las creencias negativas que mantenemos acerca de la autocuración.

Me he dado cuenta ahora de que mi trabajo es el de facilitar al paciente su propio proceso curativo. Esta realidad está muy alejada de mis comienzos en la medicina, cuando pensaba que yo podía "curar" a la gente. Yo "curé" toda clase de ataques al corazón, golpes y heridas graves. Creía realmente que era yo quien estaba haciendo eso. Me sentía culpable cuando fallaba, cuando uno de mis pacientes no se curaba.

Ahora sé que era un inmaduro y un ególatra durante aquellos primeros años. Hoy sé que es el paciente quien se cura y que tengo el privilegio de ser testigo y quizás colaborador en su proceso de curación. Hoy sé que yo soy el estudiante y que el paciente es mi profesor. Quizás se entienda mejor lo que digo al leer los próximos capítulos.

XIII.

¡Memoria de los Tejidos! ¿Qué será lo siguiente?

Al trabajar con un paciente tras otro en un contacto personal en reposo prolongado, según se requiere para realizar la terapia sacrocraneal, encuentro que mis manos casi se mueven por sí mismas. Mis manos se mueven hacia ciertas áreas del cuerpo del paciente en donde parece que reside algún tipo de memoria de la lesión que ha ocurrido. Estas ciertas áreas pueden estar relacionadas o no con el objetivo que me propongo durante esa parte particular de la sesión de tratamiento. Aprendí muy rápidamente a dejar mis manos en libertad para ir adonde ellas parecían estar destinadas. Aún veo maravillado como mis manos me llevan a sitios en el cuerpo del paciente que no podría haber encontrado de otro modo.

Estos sitios a los que van mis manos están conectados de alguna manera con el problema original invariablemente. Están conectados de una forma mucho más básica que el síntoma. Frecuentemente yo simplemente dejo mis manos reposar donde ellas se han dirigido. Según permanecen en reposo, me convierto en un observador. Normalmente se produce calor bajo o entre mis manos - más calor que el que produce mi piel o la del paciente. Entonces se produce frecuentemente un pulso que comienzo a percibir. Es generalmente un poco más lento que el pulso del corazón del paciente. Hemos denominado esto el "pulso terapéutico" porque algo bueno parece estar pasando dentro del paciente mientras funciona. Normalmente alcanza un pico, permanece alto durante unos pocos minutos, y después se enfría. Al mismo tiempo que el calor llega a su máximo, el pulso terapéutico crece hasta una amplitud mayor. La velocidad no se incrementa. Entonces el pulso terapéutico decrece por debajo de mi capacidad para percibirlo según se produce el enfriamiento.

Inmediatamente después de que han terminado estos fenómenos, el paciente normalmente nos informa de una disminución del dolor. Se produce una relajación perceptible de los tejidos musculares. Frecuentemente, pero no siempre, en este momento crítico, el paciente puede sentir alguna clase de emoción como miedo o cólera. También informa que tiene un recuerdo más vívido de un accidente o lesión que está aparentemente relacionado con ese área de su cuerpo. El recuerdo no siempre se produce al mismo tiempo que la relajación del tejido. Puede venir a la conciencia del paciente esa noche o incluso varios días después. A veces el recuerdo no se produce, pero el paciente se siente mejor en cualquier caso.

He terminado por estudiar este fenómeno como "Memoria tisular". Por este término quiero decir que las células y los tejidos del cuerpo pueden deshacer realmente sus propias capacidades de recuerdo. Estas capacidades de recuerdo no están necesariamente relacionadas con el cerebro durante su existencia. Simplemente creo que es así porque he asistido a cientos de sesiones de tratamiento de terapia sacrocraneal en las que parecía que una lesión almacenada en el tejido se liberaba, el paciente aún no se daba cuenta de este incidente hasta que el tejido liberaba calor, pasaba por la fase del "pulso terapéutico" (que he descrito anteriormente), y después se relajaba y se aflojaba.

Presenté este concepto de memoria de los tejidosa un grupo de fisioterapeutas durante un descanso en una de sus convenciones anuales en Nueva Inglaterra. Hubo un fuerte rechazo procedente de uno de los miembros de la audiencia. Argumentaba que no era posible que un tejido, como un músculo, pudiera tener realmente capacidad de memoria independiente. Esta mujer tenía un nutrido historial en psicología e insistía en que de alguna manera yo incitaba el recuerdo consciente de la lesión. Mi salvación vino de un médico situado al final de la sala. Este médico había investigado sobre campos de energía para el ejército americano durante más de 15 años. Procedía del otro extremo del país y había venido para hacer alguna colaboración de investigación. Decidió permanecer allí y asistir a la conferencia para ampliar sus conocimientos. Yo le estoy agradecido por estar allí, porque el me ahorró una discusión acerca de esta cuestión de la memoria de los tejidos, que probablemente no hubiera tenido un final satisfactorio.

El médico simplemente nos recordó el hecho de que podíamos almacenar una sinfonía sobre algo tan simple como un trozo de cinta de plástico y un programa de TV completo, con color y sonido, sobre algo un poco más complejo pero tan simple como plástico. De esta forma, continuó, parecía tener sentido que algo tan complejo como un tejido muscular, un hueso o un trozo de hígado pudieran almacenar la memoria de un accidente o una lesión. Piensen en ello. La discusión terminó de golpe, y le di las gracias por su observación.

Hace una semana (Diciembre de 1990) estaba trabajando con un colega de 40 años que había estado en un accidente aéreo en 1974. Era una avioneta pequeña, y los otros dos tripulantes habían muerto en el accidente. El permaneció tumbado en la avioneta con la espalda rota, totalmente consciente, durante dos horas hasta que lo encontraron, lo rescataron y lo llevaron al hospital. Su cuerpo aparentemente se había restablecido del efecto del choque, pero la parte inferior del cuello, la de la espalda y su pierna izquierda se habían resentido desde entonces. Durante el último año, le había resultado más difícil controlar su pierna izquierda. La pierna ya no le obedecía y empezaba a dolerle más. Tenía una hernia de disco que era lo que podía estar produciendo el problema, pero quería evitar la operación si era posible. Este hombre es médico y sabe que una operación de hernia discal supone un riesgo. Yo le había tratado una vez unos seis meses antes de la presente sesión. El afirmaba que había mejorado significativamente durante unas seis semanas después de la primera sesión. Durante esa sesión inicial simplemente utilicé unas técnicas suaves para descomprimir su espalda y trabajé para normalizar la función de su sistema sacrocraneal.

Con ocasión de este segundo tratamiento, mi mano derecha se dirigió muy decididamente a su pie y tobillo izquierdos. He aprendido a confiar en el deseo de mis manos, de forma que dejé ir a esta mano dónde ella quisiera. Mis dedos encontraron algunos sitios muy definidos localizados en el tobillo y sobre la parte superior del pie. Mantuve mi mano derecha sobre su pie y tobillo izquierdos. Mi mano izquierda encontró entonces el camino hacia la parte frontal de su pelvis izquierda. Yo sentí que había un foco de lesión en este área. El negaba haber tenido fractura de pelvis, pero después recordó que el músculo del vientre, el abdominus rectus, se había rasgado durante el accidente en la parte frontal e izquierda de la pelvis. Hablamos durante un rato con mis manos en ese lugar. Esperé para ver qué querían hacer sus tejidos corporales. Después de unos pocos minutos, comentó que algo estaba pasando en su pierna. El no sabía como describirlo. Como ocurre muy frecuentemente en este trabajo, el paciente siente algo pero carece de marco o referencia. Los pacientes no han sentido nada parecido antes, y por eso inicialmente pueden dudar de sus sensaciones, probablemente porque las sensaciones son muy novedosas.

De cualquier forma, este sentimiento, que él describía como "algo" en su pierna, se correspondía con el relajamiento de los tejidos en la parte frontal de la pelvis junto con un calentamiento de su tobillo y pie izquierdos y un aumento de su "pulso terapéutico" en las mismas partes. El calor y el pulso terapéutico decrecieron más tarde y desaparecieron de mi nivel sensorial. Lo expreso así porque no sé si el pulso terapéutico desaparece totalmente o si simplemente se vuelve demasiado leve para mi nivel de habilidad perceptiva. Según subsistían estos cambios él comenzó a mover su espalda y pierna de forma más bien experimental. Fue en este punto cuando recordó la rasgadura del músculo del vientre. Me informó de que sentía "diferentes" su espalda y su pierna. Le pregunté si eso significaba "mejor" o "peor". Esperó unos segundos pero finalmente dijo que los sentía mucho mejor. El se levantó y caminó un poco alrededor. Como es médico, fue muy cauto en admitir que había mejorado drásticamente después de una hora de trabajo. Los doctores saben que es imposible. Pero si él se siente mejor, ¿porqué no decirlo?. No lo decimos porque nos han enseñado que esta clase de cambios no pueden ocurrir, pero "ver para creer".

Desde mi punto de vista habíamos relajado un nudo de energía de su cuerpo. Yo estaba trabajando con otro médico cuando desarrollamos esta idea del nudo de energía. Estábamos buscando los cambios eléctricos que ocurren en el cuerpo humano durante mi enfoque terapéutico. Esto fue hace algunos años, cuando ambos éramos miembros del departamento de biomecánica de la Universidad del estado de Michigan. El otro físico, Dr. Zvi Karni, estaba maravillado por cómo yo podía tomar el cuerpo de una persona con una lesión, colocarlo en una postura muy específica y obtener una curación del dolor sufrido durante mucho tiempo. Comenzamos a medir el voltaje corporal durante el tratamiento. Cuando se obtenía esta postura corporal de alivio del dolor, el voltaje total del cuerpo caía mucho. Si se mantenía la postura de alivio del dolor, se producían la liberación térmica y el "pulso terapéutico" mencionados anteriormente. Según terminaban estos fenómenos (el calor y el pulso terapéutico), el voltaje total del cuerpo del paciente se elevaba de nuevo, pero normalmente sólo hasta la mitad del valor que tenía inicialmente. Esta caída drástica del voltaje se producía sólo cuando el proceso de tratamiento tenía éxito. Si no se obtenía un alivio duradero del dolor, el voltaje del paciente volvía normalmente a su elevado valor anterior. Hasta que no se encontraba la postura exacta del cuerpo, el voltaje no caía.

Otro aspecto muy útil que descubrimos durante esa época fue que cuando el paciente estaba en la postura terapéutica correcta para aliviar el dolor, no sólo caía el voltaje total del cuerpo del paciente, sino que la actividad rítmica de su sistema sacrocraneal también se paraba de pronto completamente. So yo no tenía al paciente en la posición correcta, el ritmo del sistema sacrocraneal no se paraba. Cuando se paraba, no volvía a funcionar hasta que se había liberado el calor y el pulso terapéutico había descendido por debajo de la percepción. Esta es otra razón por la que pienso que el sistema sacrocraneal es el "núcleo" del ser total. Así me parece cuando estoy haciendo lo correcto con el paciente.

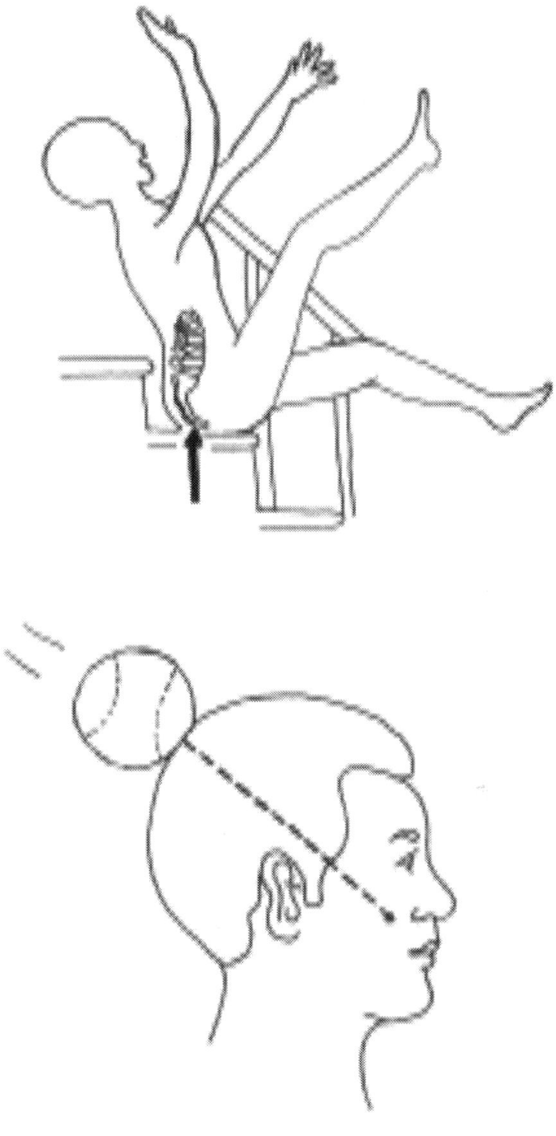

Ilustración 6: Flechas que indican la dirección y la penetración de la fuerza cuando entra en el cuerpo durante una experiencia traumática

¿Cómo hacemos para encontrar la postura correcta para aliviar el dolor corporal? Yo sinceramente no lo sé. Puedo describir lo que creo que hacemos, pero todavía estamos abiertos a otras ideas. Según lo veo, estos tejidos corporales retienen un recuerdo de la posición en la que estaba el cuerpo cuando éste fue dañado. Cuando yo coloco mis manos sobre el cuerpo del paciente intento asegurar calladamente a estos tejidos que vamos a hacer lo que ellos desean que hagamos. También trato de pensar en poner energía en el cuerpo del paciente. Yo sé que esto está pasando porque hemos medido las elevaciones de voltaje y las reducciones de resistencia en parámetros eléctricos durante estas sesiones de tratamiento. Después, intento ser muy sensible y oponerme a las fuerzas gravitacionales sobre el cuerpo del paciente, de forma que puede obtenerse el equilibrio de tensiones entre los grupos de músculos antagonistas como si pensara que estamos en un ambiente libre de gravedad. Una vez que esto ocurre, sigo el equilibrio hasta que el sistema sacrocraneal cesa su actividad abruptamente. Entonces sé que estamos en la postura correcta para que ocurra algo bueno. Inicialmente, yo realizaba todo intuitivamente. Queda para mis médicos amigos documentar científicamente lo que ha estado pasando.

Después de que vimos los cambios eléctricos y fisiológicos fidedignos que he descrito, la siguiente cuestión que requería nuestra atención era: ¿Qué pasa para que el paciente se sienta mejor?. Sobre este asunto el primer físico que colaboró conmigo y yo empleamos muchas horas de conversación. Yo estudié física bajo su tutela, y él estudió biología, biomecánica y medicina bajo la mía. Fue una época muy satisfactoria de mi vida. Fue este físico, Dr. Zvi Karni, quien más tarde me llevaría a Israel, en donde continuamos nuestro trabajo inacabado. El Dr. Karni murió de una serie de ataques cardiacos después de que volviera a Israel. Pienso en él a menudo.

Volviendo a la cuestión. Después de muchas tormentas de ideas, a veces amigables y tranquilas, y otras veces acaloradas y apasionadas, llegamos al acuerdo de una posible vía por la que tenía efecto este proceso de tratamiento. Diseñamos un modelo con el que podíamos trabajar. Este modelo explicaba la mayoría de los hechos que nosotros habíamos estado observando y experimentando.

XIV.

El Nudo de Energía: Un Modelo

La idea es ésta. Cuando ocurre un accidente, la energía de esta lesión o accidente entra en el cuerpo. Las leyes de la termodinámica nos enseñan que esa energía no puede crearse ni destruirse. También nos enseñan que la tendencia natural de las partículas (átomos y moléculas) y de la energía es el desorden. Este desorden se llama "entropía". Cuando entra energía externa en tu cuerpo durante un accidente o un golpe. Esta energía está por encima de lo normal. El método usual de inyectar o introducir energía en tu cuerpo es por un golpe o una colisión con algo. Decidimos llamar a esta energía exterior "energía de lesión".

Cuando esta "energía de lesión" se introduce en ti, penetra en tus tejidos a una profundidad que está determinada por la cantidad de fuerza procedente de la colisión y por la densidad de los tejidos. También se puede pensar en esta fuerza como en el momento del golpe. Esta fuerza o momento es amortiguada o contrarrestada por la densidad o viscosidad de los tejidos que está intentando penetrar. Así un golpe sobre el pié o el tobillo (tal como el que vimos en nuestro paciente que tuvo el accidente aéreo) puede penetrar a través de la pierna hasta la pelvis. Cuando alcanza la profundidad de máxima penetración, se para y forma una "bola" localizada de energía extraña o externa que no pertenece a ese punto. Si tu cuerpo es vital y capaz, la energía del golpe puede ser disipada y puede ocurrir una curación normal. Si tu cuerpo es incapaz de disipar esa energía, la energía se compacta en una bola que se reduce más y más para minimizar el área de interrupción de la función del tejido en tu cuerpo. Como la energía del golpe está cada vez más comprimida y localizada, la desorganización dentro de esta energía comprimida se incrementa. Esto se convierte en un Nudo de Energía en tu cuerpo. Este Nudo de Energía puede y de hecho provoca dolores y pérdida de vitalidad en el sitio en donde se ubica dentro de tus tejidos. He liberado Nudos de Energía de los pulmones, eliminando infecciones bronquiales recurrentes. En una ocasión liberé un Nudo de Energía del pecho de una persona y se observó una normalización del electrocardiograma y la finalización de un dolor de pecho (angina). Estos Nudos de Energía pueden provenir de varias direcciones y deberse a varias razones. Una vía frecuente de entrada a los pulmones es a través de la espalda. Los Nudos de Energía en la vejiga se producen por una caída de espaldas. El que he mencionado en el corazón provino de una caída desde un sitio elevado sobre la nalga derecha.

¿Como sabemos por dónde ha entrado el Nudo de Energía? Porque el cuerpo, cuando se trata siguiendo la forma que he descrito, adoptará la postura en la que estaba cuando se produjo el golpe. El calor saldrá por el sitio por el que entró. El punto de salida del calor muestra ese punto de entrada.

¿Qué es lo que produce que el cuerpo requiera la postura precisa para una liberación terapéutica del Nudo de Energía? El Dr. Karni y yo postulamos que la forma más fácil para que salga la "energía del golpe" es por el mismo camino por el que había entrado. El camino de la entrada debe ser recto para que se produzca la salida. Cuando el cuerpo cambia su postura después de la entrada, el camino de entrada se tuerce. Para que el camino de entrada se convierta en camino de salida, debe ser enderezado de nuevo. La única forma de obtener un camino recto de nuevo es que el cuerpo asuma la misma postura en la que estaba cuando se produjo el golpe original. Los tejidos recuerdan esta posición. Esto ayudará a guiar al cuerpo del paciente a corregir su postura si tú, el terapeuta, eres muy perceptivo y sensible a las sutilezas del cuerpo del paciente.

También pienso que la energía que tú suministras al paciente a través de tu tacto bien intencionado (lo que se muestra con una elevación del voltaje en el paciente) ayuda a activar los mecanismos autocorrectores del paciente.

Es posible, después de haber ganado experiencia con estas técnicas, liberar Nudos de Energía sin utilizar la postura del cuerpo del paciente como factor facilitador - pero este enfoque requiere un trabajo mucho mayor por tu parte. Esto requiere la utilización de tu propia energía para someter la energía del cuerpo del paciente que está recubriendo el Nudo de Energía. Esto es un enfoque mucho menos natural. Requiere que juzgues si merece la pena someter al mecanismo de defensa del paciente. Debemos ser cuidadosos en este enfoque de sometimiento. Cuando el terapeuta somete las defensas del paciente, es mucho más fácil que ocurran fallos. Siempre es mejor trabajar a favor del cuerpo del paciente que en su contra.

XV.

Vuelta a la Memoria de los tejidos y Más.

Durante mi primer viaje docente a Europa en 1977, estaba presentando un seminario a osteópatas franceses en París. Resultó que un osteópata francés muy conocido, Jean-Pierre Barral, actuó como paciente sobre la mesa de tratamiento. El osteópata estudiante, estaba siendo ayudado por Monique, mi asistente, a aprender la colocación adecuada de las manos. Parece que mientras ella le tocaba la cabeza durante el proceso de instrucción de colocación de manos, el tuvo la impresión de que había algún problema visceral en el cuerpo de ella que le gustaría definir más concretamente. El tenía que comunicarme sus sensaciones a través del intérprete. El indicó que para el examen que iba a realizar no tenía necesidad de tocar el cuerpo de Mónica de ninguna forma, ni siquiera a través de su ropa.

Yo describí la extraña petición de Jean-Perre a Mónica. Ambos, ella y yo estábamos intrigados por lo que este osteópata francés estaba detectando como un problema visceral en ella mientras le tocaba, y más aún por que él pudiera definir más concretamente el problema sin tocarla realmente y sin quitarse ropa alguna. Mónica accedió al examen. Yo informé al intérprete y él me aseguró que Jean-Pierre era totalmente honesto, ético y quizás era el practicante de osteopatía más famoso en toda Francia. Yo estaba muy intrigado. Me había graduado en el Colegio de Osteopatía y Cirugía de Kirksville en Missouri; una escuela llena de tradición. Nunca había tenido el privilegio de observar nada parecido.

Pidió a Mónica que se tendiera de espaldas completamente vestida sobre la mesa de tratamiento. Jean-Pierre comenzó a mover sus manos sobre el cuerpo de ella en círculos y cortas pasadas. Sus manos permanecían siempre entre 20 y 60 centímetros de ella, moviéndose entre esas distancias. Después comenzó a susurrar para sí mismo. Después de uno o dos minutos comenzó a hablar para el intérprete, quien nos dio una historia médica y quirúrgica precisa de Mónica. El habló de apendicitis a los 20 años, de las dos cicatrices de cesárea años más tarde, y acerca de su problema de tiroides durante uno de los embarazos. Fue muy impresionante porque todo esto llevó sólo unos minutos, y él no la tocó en ningún momento. El olvidó la caída de espaldas con fractura de sacro cuando ella tenía unos 11 años. El sabía que había algo mal allí, pero no sabía que es lo que era. El problema que llamó su atención inicialmente estaba relacionado con una curación inadecuada después de una cesárea. Esto fue verificado después como una causa de dolor en la pelvis. Esta verificación se produjo unos cinco años después durante una exploración quirúrgica debido a ese problema.

Después de completar la evaluación de Mónica, Jean-Pierre me invitó a utilizar mi propio enfoque para evaluar su cuerpo. En ese momento del seminario, estaba enseñando a utilizar la evaluación del sistema sacrocraneal en la cabeza del paciente para descubrir problemas en el cuerpo. Las bases de esta técnica se encuentran en el hecho de que los problemas que existen en el exterior del sistema sacrocraneal se reflejan al final en el sistema sacrocraneal y pueden ser descubiertos por un evaluador experimentado.

Sostuve la cabeza de Jean-Pierre y evalué la movilidad de su membrana duramadre dentro del canal espinal. De esta forma descubrí su problema de estómago. El se quedó tan impresionado con mi acierto como yo con el suyo. Comenzamos a ser buenos amigos. Jean-Pierre y yo, junto con nuestras familias, hemos pasado temporadas juntos casi todos los años desde aquél primer encuentro en París. Compartimos nuestras experiencias y continuamente investigamos juntos y discutimos los conceptos del otro.

Yo cuento esta historia porque creo que de algún modo, Jean-Peierre ha entrado en la memoria de los tejidos. Según le he visto trabajar durante los pasados años, me ha quedado claro que, más de la mitad de las veces, Jean-Pierre no sintoniza con la persona al completo, sino que lo hace con una parte de esa persona. Parece que olvida la persona completa y de alguna manera obtiene información de los tejidos y órganos sobre los que está centrado. Yo sé que es un extraño concepto a considerar, pero viendo el trabajo de Jean-Pierre, te das cuenta que lo que hace es bastante excepcional. El se comunica con los tejidos. Mi intuición me dice que él obtiene su historial médico o quirúrgico de los órganos y tejidos individuales más que por conexión psíquica o telepática con la mente del paciente.

A propósito, Jean-Pierre enseña lo que él hace con bastante éxito a estudiantes serios.

El ha venido a los Estados Unidos y ha impartido seminarios para el Instituto Upledger durante varios años consecutivos. A cambio del favor yo también imparto seminarios de Terapia SacroCraneal y Liberación SomatoEmocional en Francia bastante frecuentemente. Ambos disfrutamos compartiendo ese conocimiento mediante el cual nos encontramos el uno al otro.

XVI.

Liberación SomatoEmocional®

Liberación SomatoEmotional es un término que hemos acuñado para describir un fenómeno que comenzó a ocurrir con gran regularidad y se volvió cada vez más beneficioso en el uso de la Terapia SacroCraneal y la Liberación de Nudos de Energía. La Liberación SomatoEmocional comprende la utilización de la postura del cuerpo y de la transferencia de energía entre el terapeuta y el paciente, y permite la liberación de los Nudos de Energía y de la memoria de los tejidos. La diferencia radica en la integridad del enfoque y la casi completa carencia de dirección por parte del terapeuta.

En la liberación de los Nudos de Energía y de la memoria de los tejidos, el terapeuta tiene un problema específico en la mente que se presenta normalmente como una queja del paciente. Entonces, utilizando las técnicas de evaluación tales como la evaluación del sistema sacrocraneal y el "arqueo" total del cuerpo, el terapeuta localiza los Nudos de Energía y hace uso de la postura del cuerpo y de las indicaciones del ritmo sacrocraneal para liberar el Nudo de Energía. El objetivo está bastante claro durante la sesión de tratamiento.

En este punto debería calmar de alguna manera su curiosidad y contar brevemente que el "arqueo" es un método que hemos desarrollado que hace uso de las actividades energéticas del cuerpo del paciente. Nosotros hacemos uso de estas energías para localizar los nódulos de energía. Nuestro concepto es análogo a lo que se ve cuando cae una piedra sobre la superficie casi en calma de un estanque de agua. Estas ondas sobre la superficie del agua se dispersan en círculos a partir del punto en el que la piedra entró en el agua. Las ondas producidas por la entrada de la piedra interfieren con la actividad normal del agua en el estanque. Nosotros encontramos que los Nudos de Energía en el cuerpo del paciente envían ondas de interferencia similares en un mar de energía que de otra forma estaría normal. Los terapeutas sacrocraneales pueden desarrollar y, de hecho, desarrollan la capacidad perceptiva para descubrir estas ondas de interferencia producidas por los Nudos de Energía. Nosotros seguimos después estas ondas circulares hasta su centro, y allí se encuentra el Nudo de Energía.

En la liberación SomatoEmocional, el enfoque es bastante diferente. Aquí nosotros simplemente colocamos nuestras manos sobre el paciente. Nosotros entonces otorgamos un permiso sin palabras para que el cuerpo del paciente haga lo que crea conveniente en ese momento. Nosotros ofrecemos también aportar energía al cuerpo del paciente. Antes de que el lector se extrañe por mi "locura" al hablar de esta realidad de "poner energía en el cuerpo del paciente", hay que entender que hemos medido cambios muy fuertes en los voltajes corporales, así como cambios en la resistencia eléctrica tanto en el terapeuta como en el paciente cuando esta "energía" es ofrecida por el terapeuta y aceptada por el paciente. Hemos recopilado más y más mediciones documentadas que se relacionan con este fenómeno de "transferencia de energía". Cuando tengamos suficientes, las presentaremos a la comunidad científica. La locura verdadera consistiría en presentar nuestros conceptos y los datos que los soportan demasiado pronto, antes de que los cimientos experimentales sean sólidos como una roca.

Volviendo a la Liberación SomatoEmocional. Sabemos que cuando el terapeuta presenta una actitud de verdadera tranquilidad , el paciente se anima en algún nivel no consciente. Cuando combinamos la actitud conductiva con la energía físicamente medible de la que hablé anteriormente, sólo lleva unos minutos el que el paciente adopte la postura corporal de su elección. Yo, como terapeuta, no sugiero ningún objetivo específico. La elección de qué hacer durante esta sesión de tratamiento la realiza el paciente. Yo trato de hacerle saber que yo le ayudo en su elección y que le facilitaré o asistiré de cualquier manera que pueda.

Una vez que comienza la Liberación SomatoEmocional, la actividad del sistema sacrocraneal decae, de igual manera que lo hace durante la liberación de Nudos de Energía. Sin embargo, el proceso de Liberación SomatoEmocional es más global. La postura del cuerpo permite una liberación generalizada de emociones acumuladas. Esta liberación parece venir de los tejidos del cuerpo. Se expresa más frecuentemente a través del sistema nervioso, del aparato vocal, etc... Puede haber llantos, sacudidas, sudores, risas, dolor... casi todo lo que se puede imaginar. Todo depende de lo que el paciente ha decidido inconscientemente tratar durante la sesión. Sospecho muy firmemente que hay una sabiduría interna en el paciente que tiene en cuenta la impresión que le produce la habilidad del terapeuta. Con esto en la mente, la sesión se ajusta tanto a las necesidades del paciente como a la habilidad y dedicación del terapeuta. Yo me he sentido cuestionado por pacientes en términos de capacidad, sinceridad y motivación durante casi todas las sesiones de tratamiento de Liberación SomatoEmocional en las que he estado - y han sido miles de sesiones durante mi carrera profesional.

La Liberación SomatoEmocional, cuando es eficaz, cambia la vida de la gente drásticamente. Es como si ofreciera una oportunidad para ver objetivamente lo que están haciendo con sus vidas y cómo pueden cambiar para mejorarlas. Ofrece a los pacientes un recuerdo de experiencias, traumas, accidentes y similares que han permanecido bajo la superficie de su conocimiento durante años. Una vez que estas experiencias reprimidas afloran a la superficie, los problemas pueden ser tratados y resueltos. Cuando el problema permanece reprimido, puede provocar perturbaciones, pero no se sabe cual es la causa de dicha perturbación, ni siquiera el paciente conoce las razones de sus síntomas.

Como un ejemplo del poder del proceso de la Liberación SomatoEmocional, describiré una situación que aconteció hace más de 10 años. Era un suceso muy improbable ya que el paciente era un psiquiatra. El se presentó voluntario ante una audiencia de más de 200 terapeutas. Yo iba a demostrar la técnica utilizada para introducir el proceso de Liberación SomatoEmocional, y necesitaba un paciente. Comencé manteniéndome cerca de la mesa de tratamiento sobre un escenario frente a un gran auditorio. Yo simplemente coloqué mis manos sobre sus caderas mientras me arrodillaba delante de él. Esta es una de las técnicas que utilizamos para comenzar el proceso. Casi inmediatamente el comenzó a balancearse hacia su lado derecho. Yo le ayudé a tenderse sobre el suelo utilizando mi cuerpo para soportarle. El comenzó a gritar y a maldecir con una fuerte voz. Para mantener funcionando el proceso, yo simplemente mantenía contacto con su mano y muñeca izquierdas. El continuó esta representación "reprendedora" durante unos 25 minutos. Su cuerpo se ponía rígido y se relajaba como un pez fuera del agua. No intentó liberar su muñeca ni su mano izquierda que yo tenía agarradas. Según continuaba el proceso, su voz subió de tono y sus gritos y maldiciones se fueron haciendo más infantiles. Finalmente comenzó a llorar como un niño mientras adoptaba una postura tranquila de descanso sobre el suelo. Sus rodillas estaban flexionadas sobre el pecho. Continué sosteniendo su mano y muñeca izquierdas. Después de que hubiera llorado de esta manera infantil durante alrededor de cinco minutos, su cuerpo se relajó de repente. El volvió de nuevo al lugar y al momento en los que nos encontrábamos. Vio a su alrededor a todos sus amigos y socios que habían sido testigos de esta demostración. Parecía algo avergonzado.

Le pregunté si le gustaría tenderse sobre la mesa de tratamiento y permitirme realizar algunas técnicas de relajación de Terapia SacroCraneal para terminar la sesión de un modo más equilibrado. El estuvo de acuerdo. Según trabajaba con su cabeza, le pregunté si se había dado cuenta de lo que había pasado. El asintió. Compartió con nosotros (los más de 200 espectadores) el hecho de que él había asistido a sesiones de psicoterapia durante 10 años. También había sido psiquiatra en activo durante más de 13 años. El había estado "atascado" en su proceso psicoterapéutico durante tres años. En este "atasco", se había sentido constantemente muy enfadado con su padre. No había sido capaz de encontrar la razón de este enfado hasta ese día. Durante esta sesión de demostración, había vuelto a experimentar el momento en el que tenía un año de edad y vivía en Washington, D.C., en donde su padre trabajaba para el gobierno federal. El iba en un carrito de bebés. Su padre le llevaba de paseo una radiante mañana de domingo. El podía sentir el sol brillando calentándole mientras estaba tendido felizmente en su carrito. Todo marchaba bien. Su padre estaba con él y él era el centro de atención de su padre.

Entonces su padre se paró a hablar con un conocido al que encontraron durante su paseo. La conversación entre su padre y el conocido se alargó y alargó. El bebé de un año, que más tarde sería psiquiatra, ya no era el centro de atención de su padre. El comenzó a sentirse rechazado. Después de todo, este era su tiempo con su padre. Alguien se lo había arrebatado. Que alguien pudiera desviar de él la atención de su padre tan fácilmente era una realidad muy dolorosa. El comenzó a hacer ruidos infantiles. Pero papá no le prestó atención; se encontraba inmerso en una conversación. El bebé se frustró porque papá continuaba hablando y no prestaba atención a sus movimientos ni a sus ruidos. La frustración le llevó al enfado. El bebé comenzó a llorar en una explosión de enojo. Su padre se acercó al carrito, le agarró de la muñeca derecha y le dijo "Si no te callas, te romperé el maldito brazo" No era una frase muy diplomática, pero estas cosas ocurren a veces.

Aquí y ahora, el voluntario para la demostración podía entender cómo su padre podía haber estado inmerso en una conversación intensa y quizás muy importante. También podía entender que su padre quería completar la conversación. El bebé competía por su atención cada vez más fuertemente. Finalmente su padre perdió la paciencia, cogió a su hijo por la muñeca izquierda y le expresó su amenaza de romperle el brazo si no se estaba quieto. Puesto en contexto, la amenaza de su padre de romperle el brazo si no se callaba no parecía tan mala. Este paciente sabía que su padre no había abusado nunca de él ni física ni emocionalmente, de forma que el psiquiatra era más proclive a aceptar la idea de que su padre simplemente perdió la paciencia en aquél momento. Ciertamente, los actos y palabras de su padre fueron indudablemente crueles para un niño de un año, pero su padre no era perfecto, ni era excesivamente violento. Era solo un ser humano. El psiquiatra pudo aceptar que ahora sabía lo que había pasado.

El recuerdo de este incidente había sido suprimido por la consciencia del paciente. Estuvo retenido en su muñeca izquierda. Cuando se realizó el contacto significativo de mi mano con su muñeca, se liberó el recuerdo de la experiencia. El paciente pudo entonces resolver el asunto que había producido un sentimiento prolongado de odio hacia su padre desde el momento del incidente. En mi opinión, los años de psicoterapia identificaron la emoción de ira en el momento presente. La psicoterapia también identificó al padre como el foco del enfado. Sin embargo, después de varios años de trabajo, la causa del enojo todavía no había sido identificada. Bastó con una sesión de demostración de Liberación SomatoEmocional de 40-50 minutos delante de una audiencia de más de 200 colegas para definir y resolver el resto del problema.

Recibí una carta de agradecimiento de este hombre tres meses después en la que afirmaba que sus sentimientos hacia su padre habían cambiado a mejor de manera significativa.

Otra ilustración del poder del proceso de Liberación SomatoEmocional se produjo en 1979 en París. Yo estaba dando una conferencia a un auditorio lleno de terapeutas franceses escépticos y más bien poco amigables. Había unos 300 asistentes. Se me pidió que demostrara cómo trabaja el proceso de Liberación SomatoEmocional en la práctica después de haber hablado sobre ello durante un rato. Yo finalmente accedí, aunque en contra de mi propia voluntad.

Inmediatamente, un hombre de mediana edad bastante musculoso y masculino se acercó hasta el frente del auditorio. Era obvio que yo iba a demostrarlo sobre él. Mi intérprete, que era también mi amigo, me advirtió que este hombre era el líder más vociferante del grupo más escéptico de la audiencia, que decía que esto era todo una "bazofia". Me encontré en una difícil situación. Yo estaba discutiendo conceptos que son más bien intangibles. Yo tenía una audiencia que se estaba quejando de lo que estaba tratando de presentar. Y ahora tenía que demostrar la aplicación práctica de la Liberación SomatoEmocional sobre un enorme macho que refunfuñaba que él me mostraría que no pasaría nada con él.

Yo no tenía mesa de tratamiento ya que no tenía intención de demostrar nada. Esto iba a ser una exposición didáctica matinal. El llegó al frente de la sala. Nosotros dijimos "bon jour" lo que era cerca del cincuenta por ciento de mi conocimiento de la lengua francesa. El me miró desafiante, retándome con sus ojos a ser tan presuntuoso como para soñar que este proceso de Liberación SomatoEmocional pudiera afectarle de cualquier manera. Yo coloqué mis manos en el frente de sus huesos pélvicos. (Para los anatomistas, sujeté sus crestas ilíacas y las espinas ilíacas superior anterior). Caí sobre una rodilla mientras ojeaba la uniformidad de su pelvis. Dije una pequeña oración rogando por el éxito. Silenciosamente afirmé mi fe en el proceso de la Liberación SomatoEmocional. Puse energía en él. Era esa clase de energía que se ofrece para cualquier uso que el paciente estime conveniente en el momento.

Es un poco difícil estimar el tiempo con exactitud porque en esta situación un minuto parece una hora. Pero pude adivinar que en 30 segundos este francés desafiante caería hacia delante sobre mi costado derecho como si pensara que iba a llevarle a algún lugar. Yo seguí mi intuición de lo que su cuerpo quería hacer. Bajé su cuerpo suavemente al suelo frente al auditorio. Al sentir el suelo, asumió la postura fetal. Sus rodillas estaban sobre su pecho y se chupaba el pulgar. El estaba llorando o sollozando más bien tristemente como si fuera un bebé que estuviera muy triste y con el corazón roto. Le dejé hacer tanto tiempo como quiso. Parecía ser consciente de la audiencia y de sus colegas mirándole, pero como pasa en la Liberación SomatoEmocional, esto no le importaba. Su orgullosa jactancia machista había perdido importancia en este momento.

Después de alrededor de 15 minutos de lastimosos sollozos y llantos sobre el suelo, él paró bruscamente. Su cuerpo se relajó. El reconoció mi presencia y comenzó a hablar en francés al intérprete. El punto esencial de lo que decía era que se había dado cuenta de que se sentía abandonado por su madre cuando era un niño. El tenía un hermano mayor que se hirió en un accidente de bicicleta. Ella de pronto había desviado la atención que le prestaba a él hacia su hermano, que se había quedado impedido. El podía perdonarlo ahora que lo entendía. Ahora podía dejar de sentir lástima de sí mismo. Yo nunca volví a ver a ese hombre, pero sospecho que era mucho menos machista después de esta experiencia de Liberación SomatoEmocional. Probablemente su personalidad excesivamente machista era una sobrecompensación por el sentimiento de abandono y falta de cariño de su niñez. Debe ser difícil de comprender para un niño si repentinamente el cariño y la atención que se está acostumbrado a recibir se reducen significativamente. El niño necesitaría protegerse a sí mismo de posteriores daños. Muchos de nosotros nos autoprotegemos volviéndonos duros.

Esta demostración afirmó aún más mi fe en el proceso de la Liberación SomatoEmocional. Sabía que alguien por encima estaba cuidando de mi. Desde esta presentación particular, mi aceptación y recepción como profesor y conferenciante en Francia ha sido mucho más cálida y amigable. Este francés machista era muy influyente en la comunidad fisioterapeuta francesa.

¿Qué es lo que hizo que estos dos prominentes profesionales de la salud cayeran en un profundo proceso terapéutico con el riesgo de vergüenza personal y delante de cientos de sus colegas?. No lo sé. Puedo decir que ha pasado una y otra vez. Yo realizo tres o cuatro demostraciones durante cada seminario de Liberación SomatoEmocional que imparto. Hay entre 40 y 50 estudiantes en cada seminario, y he estado impartiendo unos 10 seminarios por año durante al menos cinco años, y unos cinco anuales los cinco años anteriores. Se puede calcular que he impartido unos 75 seminarios con al menos tres demostraciones cada uno de ellos. Es muy conservador estimar 225 demostraciones delante de clases de 40 ó 50 estudiantes. Después ha habido al menos otras 50 demostraciones en conferencias con audiencias mucho más numerosas, muchas de ellas en países extranjeros. Quizás sorprenda, pero no puedo citar ninguna demostración en la que no haya ocurrido algo. Sólo puedo citar algunas que dejaron algo que desear. Recuerdo cuando ni yo ni el paciente de la demostración comenzamos a no tener ni idea de lo que podía pasar. Yo creo ciertamente en el proceso de Liberación SomatoEmocional y tengo buenas razones para hacerlo.

Pienso que lo que pasa es que todos vivimos con una especie de "censor" dentro de nosotros que de forma paternal mantiene ciertos recuerdos y experiencias fuera de nuestra consciencia. La intención de este censor es buena. El cree que nos protege. Sin embargo hay un coste permanente por mantener estos recuerdos y experiencias en el subconsciente. Este coste puede manifestarse como dolor, incapacidad, infelicidad, mal genio constante, irritabilidad, carencia de autoestima y los similares.

El "censor" considera que merece la pena el coste de mantener estos recuerdos y experiencias enterrados. Hay otra parte de nosotros que llamaremos tentativamente "experto de eficiencia". El experto de eficiencia sueña con lo que sería la vida si todos estos recuerdos censurados pudieran salir a la superficie, se trataran y se resolvieran. La Liberación SomatoEmocional hace que el cuerpo quede listo para que ayude al experto de eficiencia. Cuando nosotros los terapeutas nos alineamos nosotros mismos con el experto de eficiencia (que quiere librar al paciente de los problemas que están ocultos por debajo del nivel consciente y/o almacenados en tejidos y Nudos de Energía como recuerdos y emociones), el censor se relaja, y se obtiene un efecto de tratamiento positivo. Yo supongo que podríamos decir que nuestra presencia y energía ayudan a la parte del paciente que quiere resolver totalmente los problemas en vez de taparlos día tras día.

He descrito dos clases de sensacionales experiencias de liberación SomatoEmocional. Me gustaría describir ahora como este proceso trabaja sobre la base del día a día, con cada uno de los pacientes que vienen a la clínica.

Recuerdo a una mujer joven que me fue enviada por un psiquiatra eminente porque él no podía encontrar ninguna ayuda para ella. Era una profesional del tenis con un buen ranking que padecía "codo de tenista". Ella había salido de los torneos porque el codo continuaba perturbando su capacidad para jugar. El doctor que la enviaba había utilizado todos los modos de tratamiento que pensaba sin resultados satisfactorios. Obtuvo algún alivio, pero no el suficiente como para permitirle volver al·deporte que ella "amaba". (Puede ser que así fuera, como ahora veremos).

Durante nuestra primera cita (ella iba a estar con nosotros durante una semana e iba a verme cuatro veces durante esa semana), me di cuenta de que existía una conexión entre su codo derecho y su pelvis. Le mencioné esta posibilidad. Ella se puso a la defensiva y negó cualquier problema de pelvis. Yo no la contrarié porque normalmente el desarrollo de una situación adversa paciente-terapeuta no es productivo terapéuticamente, a menos que dicha situación se utilice para ayudar al paciente a expresar su enojo o algo similar. No quería ser su adversario todavía, así que la dejé que interpretara mi silencio como asentimiento de que la pelvis no tenía relación con el codo de tenista.

El segundo día le pedí que permaneciera de espaldas de forma que pudiera medir a longitud de sus piernas. Ella accedió después de explicarle que yo tenía que trabajar con las bases además de con el codo. Esta afirmación por mi parte permitió relajar sus defensas ("censor"). Estoy seguro que su "experto de eficiencia" también sabía que podía haber una oportunidad para aflorar un problema suprimido, expresarlo y quizás resolverlo. Yo siempre trato de hacer saber al experto de eficiencia que soy un amigo por la forma de tocar al paciente y por mi comportamiento e intenciones no verbales.

Según coloqué mis manos sobre la parte posterior de su pelvis y la parte baja de su espalda, pude sentir el comienzo de su inclinación hacia adelante. Yo estaba sólo tocando, no empujando. Pude percibir sus defensas naturales luchando contra una caída de frente. Entonces le pedí que se doblara hacia adelante, lo que ella hizo. A su cuerpo parecía gustarle esa postura. Después le pedí que colocara sus manos sobre el suelo de forma que ella estuviera "a cuatro patas" sobre sus pies y sus manos al tiempo. A su cuerpo le gustaba también esa idea. Cuando le pedí que se apoyara sobre sus manos y sus rodillas, su sistema sacrocraneal dejó de latir. Permaneció inmóvil mientras ella estaba sobre sus manos y sus rodillas. Tuve un sentimiento intuitivo muy fuerte para colocar mi mano derecha sobre el hueso de la parte derecha de su pelvis. (Es el hueso sobre el que nos sentamos, llamado isquión). Tan pronto como toqué este hueso, ella comenzó a llorar y a sollozar. Después se tendió boca abajo sobre el suelo. Mantuve mi contacto con su isquión derecho. Ella lloró y lloró un largo rato, quince o veinte minutos. Finalmente su cuerpo se relajó , y su sistema sacrocraneal volvió a comenzar su actividad rítmica.

Ella me sonrió a través de su mirada llorosa tumbada según examinaba su espalda y me preguntó si podía levantarse.

Le pedí que se tendiera sobre la mesa de tratamiento y comencé a aplicarle algunas técnicas suaves y relajantes de Terapia SacroCraneal con la intención de ganar su confianza y amistad. Después le sugerí que si quería hablar de algo, yo estaba allí para escucharla.

La historia era esta. Unos tres años antes de que el codo de tenista la retirara del juego, ella había estado compitiendo en un torneo nacional. Ella había ganado su juego ese día pero no había jugado suficientemente bien como para agradar a su entrenador. Hubo una discusión entre ella y su entrenador fuera de la pista de tenis, por la noche cuando nadie estaba presente. El le estuvo gritando y reprendiendo muy severamente. Ella recordaba (o creía recordar) y realmente oía sus palabras exactas. Ella se dio la vuelta y comenzó a caminar hacia la puerta de salida. El fue tras ella y la empujó en la espalda tan fuerte que ella cayó sobre sus manos y sus rodillas. Después él le dio una patada tan fuerte en su nalga derecha que le produjo una fractura de su isquión derecho.

Esta fractura fue interpretada por el doctor como una fractura de tensión. Ella estuvo alrededor de un año fuera de competición y de sus entrenamientos. Bajo las presiones de su entrenador, volvió a un programa de entrenamiento intensivo y a competir en los torneos principales, ella comenzó a padecer codo de tenista, lo que simplemente fue a peor progresivamente. Hasta este día, ella creía honestamente que el codo de tenista era un problema válido y distinto. Ahora sabía que el codo de tenista había aparecido para evitar su vuelta a la competición de alto nivel. Ella no quería encontrarse a sí misma de nuevo en una situación parecida - una situación que produjo un enfado tal a su entrenador que le chilló, reprendió, derribó y pateó. No podía soportar aquello una vez más. El entrenador era su padre, que estaba tratando de vivir una segunda vida a través de ella porque él nunca fue un campeón. Su suerte y su frustración se debían a ella. Desde ahora, ella viviría su propia vida.

En menos de una hora, utilizando el proceso de Liberación SomatoEmocional, se dio cuenta de todo aquello. Abandonó el tenis. Descubrió que realmente no le gustaba mucho. Era su padre quien estaba obsesionado con ser un campeón, no ella. Durante las siguientes dos sesiones liberamos muchas memorias de los tejidos y Nudos de Energía relacionados con todo aquello. Hablamos mucho acerca de vivir por sí misma y declararse independiente de su padre. También hablamos de sus problemas, y a ella le apareció un sentimiento de empatía y compasión hacia él. Los sentimientos de Kind hacia su padre comenzaron a reemplazar al enfado y resentimiento que afloró durante nuestro trabajo. En resumen, fue una excelente experiencia terapéutica y de autorrealización para ella y para mí. Su "experto de eficiencia" debe haber sido extraordinariamente feliz ya que este acontecimiento se completó en cuatro sesiones de 45 minutos cada una.

Otro suceso extraordinario de Liberación SomatoEmocional acaeció en la forma de una joven había estado involucrada en un grave accidente de tráfico. No estaba realmente incapacitada, pero había sufrido dolores constantes durante los ocho meses que siguieron al accidente. Se había fracturado tres costillas, había sufrido un desnucamiento, y se había roto la pelvis. Todas las fracturas se habían curado, pero ella continuaba con fuertes dolores de cabeza casi diariamente que sólo se aliviaban con algunos tragos matinales. Los dolores de cabeza se producían durante el día al hacer las tareas de la casa. Le dolía el cuello constantemente, así como la parte baja de la espalda, por debajo de la caja torácica. Fue su hermano mayor quien conducía cuando ocurrió el accidente. Como ella no estaba casada y no había estado nunca embarazada, ella no ocultaba el hecho de que le gustaría tener un amante a todas horas. Ella casi parecía alardear de ello.

Vi a esta joven algunas veces y me empeñé en hallar alguna razón estructural en sus huesos, músculos y ligamentos que explicara la severidad del dolor constante y de los dolores de cabeza intermitentes y diarios. Encontré algunas cosas que corregimos, y sintió algún alivio, pero no mucho. Eliminé las restricciones en su sistema sacrocraneal. Esto contribuyó a un gran alivio de su dolor de cuello y el dolor de cabeza mejoró, pero el tenaz dolor de la espalda continuaba. La coloqué en posición sentada en varias ocasiones y traté sin éxito de inducir un proceso de liberación SomatoEmocional. Ella simplemente se sentaba rígida y hablaba de lo fuerte que era el dolor. Yo me repetía semana tras semana (la veía una vez semanalmente) mi fe en el proceso. He aprendido desde entonces que en un caso como éste es más eficaz ver al paciente varios días seguidos. Parece que un aumento en la frecuencia de las sesiones de tratamiento inhibe la reorganización de las defensas.

De cualquier modo, durante nuestra décima sesión la tuve sentada sobre la mesa de tratamiento dándome la espalda. Mantuve una mano sobre la zona de dolor de su espalda y la otra sobre su cabeza. Yo estaba probando cuidadosamente los tenues movimientos de su espina , y al mismo tiempo, suplicando para que irrumpiera en el proceso de Liberación SomatoEmocional. Mis deseos fueron concedidos. De repente, ella comenzó a empujar muy fuerte con su espalda contra mi mano. La forma en la que respondemos a esta clase de presión de un paciente es presionando en contra con la misma intensidad. Así lo hice. Cuanto más empujaba ella, más resistencia oponía yo, de forma que ella no pudiera caer de espaldas.

Gradualmente vi que mi mano se cerraba en un puño. Ahora ella empujaba contra mi puño. Entonces ella gritó y maldijo a quien yo representaba. Ella dijo a esa persona que no metiera las narices en sus asuntos y la llamó hijo de p... Continué con este proceso durante un rato, sin decir nada excepto animarla a continuar. Después de unos minutos ella cayó hacia delante y exclamó "Santo cielo". Yo le pregunté que es lo que estaba pasando.

Ella explicó que cuando tenía trece años, ella llegó tarde una noche a su casa, y su madre, que era alcohólica, cerró las puertas de forma que ella (la paciente) se quedó fuera toda la noche. Ella anduvo en su bicicleta durante un rato y encontró un hombre (de unos veinte años) que la habló. El la invitó a su apartamento y allí tuvo su primera experiencia sexual. Ella lo hizo como desafío a su madre. Unos días después, cuando ella y su hermano estaban solos, ella le contó lo que había sucedido. El se puso muy protector y se enfadó. Ellos discutieron. El la pegó con su mano derecha en la mitad de su espalda en donde había estado empujando contra mi puño. La presencia de mi puño, y la resistencia que yo le ofrecía, le permitieron liberar simultáneamente la energía del golpe de su hermano y la energía del golpe del accidente de coche que fracturó sus costillas.

Creo que si su hermano no la hubiera pegado en la espalda primero, ella probablemente se habría curado de los daños del accidente sin secuelas. Sin embargo, se necesitaba liberar algo más de estos tejidos. Según acaeció la liberación, la memoria de su hermano pegándola y su respuesta, afloraron de nuevo. Después vino la toma de conciencia de que desde aquél momento, para demostrar a su hermano no era su jefe, ella mantuvo experiencias sexuales con una gran cantidad de hombres. Estos hombres eran siempre todos mayores que ella al menos 10 años. La coincidencia de que su hermano fuera el conductor del coche cuando sufrieron el accidente dio la oportunidad a su inconsciente para ligar al accidente sus sentimientos anteriores (y ocultos) acerca de su hermano. Entonces ella inconscientemente, utilizó esta oportunidad para mantener su dolor hasta que ocurrió algo que le permitió ver cómo estaba usando su propia sexualidad para desafiar a su hermano más que para satisfacer sus propios instintos y necesidades de una relación amorosa.

Subsiguientemente a esta sesión de tratamiento en la que se produjo la Liberación SomatoEmocional, su vida cambió por completo. En un mes, sus dolores eran mínimos.

Había que hacer alguna liberación con el sistema sacrocraneal para limpiar el residuo del accidente a un nivel tanto físico como emocional, pero en general ella lo hizo muy bien.

Debería ser obvio en este momento que la Terapia SacroCraneal conduce y está íntimamente ligada al trabajo terapéutico con la memoria tisular, el descubrimiento y la liberación de Nudos de Energía, y la Liberación SomatoEmocional. La siguiente integración que ocurrió de este enfoque terapéutico fue con las Imágenes Terapéuticas y el Diálogo. Pienso que será muy fácil ver lo que ha resultado ser un accesorio valioso en este trabajo y lo bien que encaja en la Terapia SacroCraneal, la Liberación SomatoEmocional y el resto. Pero antes quiero decir algo acera de la utilización del "direccionamiento de la energía" y después acerca del poder del tacto y la intención.

XVII.

La utilidad de la Energía Curativa

Este tópico es muy difícil de discutir sin perder credibilidad. Es tan simple que es difícil de creer. Yo oí hablar primero de "control de la energía" como una técnica denominada "Propagación en V" que era descrita por William G. Sutherland, un osteópata de la primera mitad del siglo XX que había decidido que los huesos del cráneo podían moverse. No fue capaz de probarlo satisfactoriamente frente a la ciencia moderna, pero se volvió el creador de la osteopatía craneal. Sutherland desarrolló técnicas para diagnosticar y tratar las articulaciones (suturas) entre los huesos del cráneo que estaban pegados por cualquier razón. Su enfoque era principalmente sobre los huesos, mientras que el nuestro, en la Terapia SacroCraneal, es sobre el uso de los huesos como medio para adentrarnos en el sistema de membranas de la duramadre y en el sistema hidráulico sacrocraneal. El Dr. Sutherland utilizaba sus dos manos para dirigir energía desde un lado al otro del cráneo a través de una articulación pegada. El sentía que la energía que el estaba dirigiendo era absorbida de alguna forma por el fluido cerebroespinal del paciente y dirigida a la sutura por las posiciones de sus manos. Entonces la sutura, que estaba pegada, era movida por esta energía, y el movimiento del cráneo se restablecía.

Hemos encontrado que no se necesita la presencia de fluido cerebroespinal entre las manos para dirigir o focalizar una "energía curativa". También hemos visto que este "direccionamiento de la energía" puede ser utilizado con eficacia en cualquier sitio dentro o sobre el cuerpo. Hemos enseñado a madres a utilizarlo con sus hijos. Hemos enseñado a padres y parejas a utilizarlo los unos con los otros, y también hemos enseñado a otras personas a utilizarlo con terceros.

¿En qué consiste?. Yo no lo sé. Yo sé que, cuando funciona, mueve instrumentos que utilizamos para tomar medidas eléctricas. Yo sé que, cuando funciona, sucede una liberación de calor y también un crecimiento y decrecimiento del "pulso terapéutico" mencionado previamente. Yo sé que durante el tiempo que está trabajando, el sistema sacrocraneal se inmoviliza. ¿En qué consiste?. No lo sé, pero funciona.

Uno de los mejores ejemplos que puedo ofrecer es uno personal que experimenté hace unos años mientras estaba en la facultad en la Universidad del Estado de Michigan. Era una mañana de sábado al final del verano. Yo me encontraba fuera podando los arbustos de nuestro más bien salvaje jardín. Al cortar una rama, otra saltó y me dio en el ojo izquierdo más rápidamente de que mis reflejos pudieran cerrarlo. Desde el momento del golpe no pude ver nada más con ese ojo, sino que todo lo que veía eran imágenes borrosas y débiles. Yo pensé inmediatamente que había perdido la visión, o incluso el ojo, o que iba a necesitar un transplante de córnea, y cosas parecidas. Controlé mi tendencia al pánico. Volví a la casa y le pedí a mi mujer, Dianne, que me mirara en el ojo, y me dijera qué es lo que observaba. Ella describió una depresión en mi pupila que procedía probablemente del golpe de la rama. Yo no quería ir al servicio de urgencias porque he trabajado yo mismo en servicios de urgencias. No quería caer yo mismo en el sistema de medicina convencional en este momento. Esta duda era probablemente una manifestación de mi propio miedo por lo que me iban a decir.

Entré en el dormitorio y me tendí sobre la cama para pensar en la situación. Le pedí a Dianne que, por favor, me dejara solo durante un rato. Ella sabía lo que quería decir y que yo me encontraba bien. Me dejó solo. Puedo imaginar lo que la pobre mujer estaba pasando en el salón mientras esperaba. Después de un minuto de estar tendido e inmóvil sobre la cama, sintiendo el dolor, y dándome cuenta de que la visión de mi ojo izquierdo no mejoraba, me dije a mí mismo "Muy bien, Upledger, tu enseñas esta disciplina de direccionamiento de la energía. ¿No crees en tus enseñanzas? ¿No practicas lo que predicas?" Estaba avergonzado por la pobre demostración de fe en mi propia doctrina.

Miré el reloj con mi ojo sano. Eran las once y veintidós de la mañana. Puse mi mano derecha sobre la parte posterior de mi cabeza. Los dedos de esta mano serían los "dedos emisores". Utilicé para esto los dedos índice, corazón y anular. Puse mi mano izquierda en forma de copa sobre mi ojo izquierdo de forma que vería la palma de mi mano (si pudiera ver con ese ojo). Después comencé a concentrarme enviando energía desde mi mano derecha en la parte de atrás de la cabeza a mi mano izquierda enfrente de mi ojo izquierdo. Tardó unos minutos en empezar. Probablemente llevó un poco más de tiempo porque, para centrar mi atención en enviar energía, tenía que apartar de mí las fantasías acerca de lo que sería mi vida sin el ojo izquierdo. ¿Me pondría un parche? ¿O me colocarían un ojo de cristal? todo esto rondaba dentro de mi cabeza. Y tener estos pensamientos duele.

Después de que me pude concentrar y centrarme en trabajar para mí, el globo ocular comenzó a latir. Sentí que era el "pulso terapéutico". Según el pulso iba creciendo, comencé a percibir calor sobre la palma de mi mano izquierda. Dejé que mis dedos se acomodaran como quisieran en la parte posterior de mi cabeza. Según se amplificaba el pulso y el calor, el dolor en el ojo empeoraba. Algunos momentos pensé parar porque me dolía mucho. Pero no paré porque quería "practicar lo que predicaba"; además una parte de mí estaba muy interesada en ver cual sería el resultado. Vacilé unos minutos, pero al final me alegré de continuar con el direccionamiento de la energía.

De pronto el globo ocular hizo "pop". Estaba seguro de que el ruido se había escuchado fuera en el salón. Ahora no estoy seguro de que se produjera ningún sonido, excepto dentro de mi cabeza. Pero en aquél momento, garantizo que lo oí alto y claro dentro de mi cabeza. Justo después del ruido, el dolor se desvaneció. Mi pánico y mis temores desaparecieron, y era capaz de ver claramente la palma de mi mano enfrente de mi ojo izquierdo. Me dije a mi mismo, "¡Caramba, esto realmente funciona!" Eran las once y media de la mañana. El tratamiento completo llevó un total de ocho minutos.

Salí al salón sonriendo. Realmente intentaba parecer calmado. Lo que deseaba era saltar de alegría. No tenía dolores, podía ver, y la materia que enseñaba funcionaba sobre mi también. Le pedí a Dianne que mirara en mi ojo de nuevo. Ella no pudo encontrar la abolladura que tenía en la pupila. Yo no sentía el dolor que se produce después de haber subsanado algún daño en el ojo. Para mi mismo, para no parecer que estaba loco, agradecí a los arbustos por proporcionarme esta oportunidad de confirmar la eficacia de la técnica de control de energía. Estoy seguro que liberé un Nudo de Energía de mi ojo que había producido la rama. También creo que algo de la energía curativa había provenido de algún sitio.

Pueden ser interesantes algunos ejemplos más de cómo puede utilizarse el control de energía. Voy a ofrecer ejemplos de esta técnica cuando es utilizada por distintas personas, de forma que no se tenga la idea de que yo estoy dotado especialmente. El uso del control de la energía se puede enseñar, y su conocimiento no requiere ningún requisito previo de conocimiento sobre medicina. El Instituto Upledger patrocina una sesión de un día denominada "Auto Cuidado^{sm}" para profanos. Los asistentes son personas procedentes de todos los ámbitos que quieren ayudar a otros y a sí mismos. El control de la energía es una de las cosas que ofrecemos en este programa de un día.

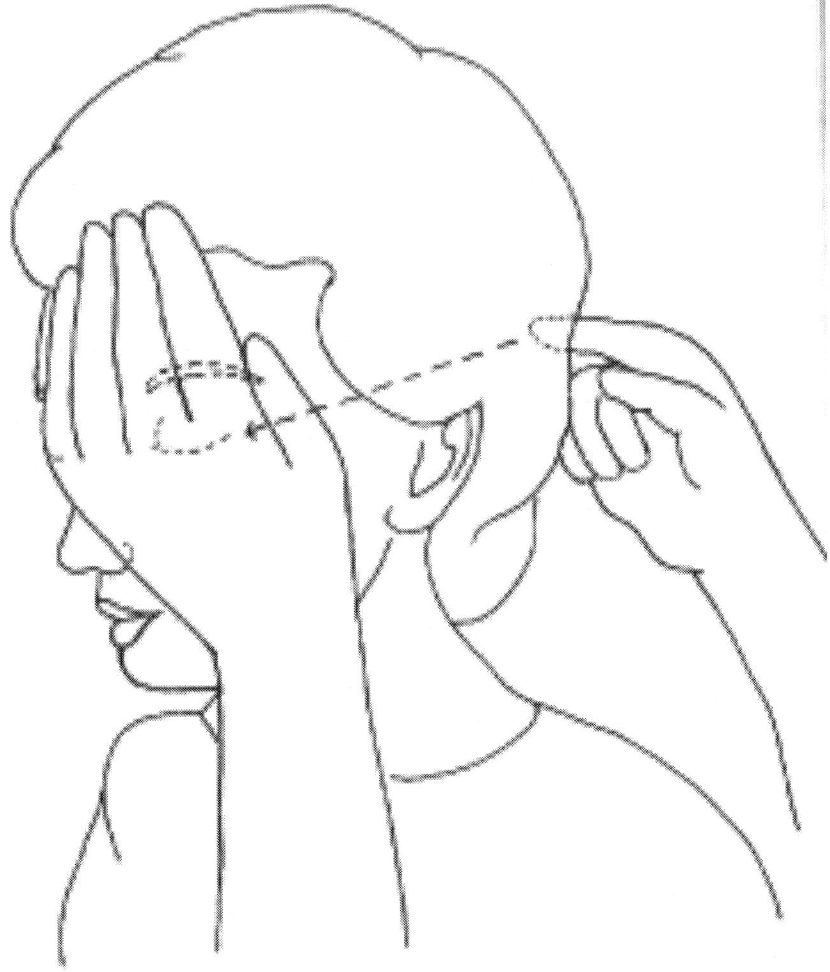

Ilustración 7: Propagación en V en el ojo

Un día recibí una llamada de uno de los asistentes al Auto Cuidado llamado Arthur. Me dijo que se encontraba en un reunión en Carolina del Norte con el gobernador revisando algunas transformaciones de impuestos que ahorrarían dinero del destinado por el Estado a los inmuebles de usos administrativos. Arthur era un famoso abogado financiero de Miami. El gobernador sufría una bursitis en el hombro que le provocaba un gran dolor durante las reuniones. Arthur le ofreció poner allí un poco de energía por si podía aliviarle algo. El gobernador estuvo de acuerdo. Arthur lo hizo como había aprendido en el curso de Auto Cuidado. El dolor de espalda del gobernador desapareció. El gobernador se sintió mejor, pero también confuso, ya que Arthur era abogado, no un profesional de la salud. Nosotros nos sentimos mejor porque creemos que hemos nacido con el don natural de poder ayudar a sanar a otros. La experiencia de Arthur nos lo confirmó. Nos gustaría que todo el mundo utilizara esta capacidad innata. Nosotros ayudamos a Arthur y al gobernador a descubrir que ellos podían curarse mutuamente. La medicina tradicional ha eliminado este don para los profanos mediante su propio engrandecimiento e intimidación.

Otro ejemplo del uso de la energía de curación acaecido a uno de nuestros estudiantes es mucho más dramático y convincente. El estudiante era asistente de enfermería en un hospital de Chicago. El entró de servicio en el turno de tarde un día, y había una anciana en una de las habitaciones que tenía asignada a quien le habían amputado una pierna por la mañana. La anciana padecía diabetes y se le había producido una gangrena. O se le amputaba la pierna izquierda o moriría. Cuando nuestro estudiante entró de servicio a las cuatro, esta paciente se quejaba de dolor, pero no estaba permitido administrarle más morfina hasta después de dos horas, ya que se le administraba cada cuatro horas y había recibido una dosis a las dos de la tarde. La amputación se había realizado un poco antes del mediodía. Había un ligero emplaste de yeso en el muñón de la pierna hasta más arriba de la rodilla. Nuestro estudiante lo estaba pasando mal oyendo a esta pobre mujer lamentándose del dolor. Decidió que probaría esta técnica de control de la energía que había sido presentada en las clases introductoras de la Terapia SacroCraneal.

El dice que sostuvo el muñón entre sus dos manos pensó en pasar una energía de curación entre ellas. El imaginó la energía yendo entre sus manos a través el emplaste y el muñón de la anciana. El percibió el "pulso terapéutico" y la liberación de calor. Las quejas aumentaron durante un minuto, después cesaron. La paciente se relajó y cayó dormida. Ella durmió el resto del turno hasta la media noche. La siguiente tarde, cuando el volvió al trabajo, el informe decía que ella había estado durmiendo toda la noche. La morfina se le había administrado a las

9:00. El informe indicaba que ella había pasado un buen día y estaba despierta y animada. Se encontraba bien cuando el la vio poco más allá de las cuatro de la tarde de aquél día. No requirió más dosis de morfina durante su estancia en el hospital. El practicó a la anciana un tratamiento diario de direccionamiento de la energía a las cuatro y media de la tarde y a las once de la noche. Ella fue dada de alta curada y contenta a los 10 días de la intervención. Esta fue una recuperación bastante inusual para una anciana diabética a la que habían amputado una pierna. El no dijo nada en el hospital, ni a la mujer, acerca de lo que había estado haciendo porque probablemente le tratarían como a un loco incluso si a su paciente le hubiese beneficiado.

Todos los que hemos estudiado Terapia SacroCraneal, junto con muchos profanos que han asistido a nuestras sesiones de un día de Auto Cuidado, están ayudando a otros, y a sí mismos utilizando técnicas de control de la energía. No lo desestimes hasta que no lo pruebes. Lo peor que puede ocurrir es nada. Lo mejor es que facilites la curación. ¿Porqué no intentarlo antes de decidir que no puede funcionar?

Hace algunos años, yo estaba enseñando esta técnica de direccionamiento de la energía en la Fundación Menninger en Topeka, Kansas. Me sugirieron que era una forma de hipnosis, de forma que la practiqué sobre animales y niños. Funcionaba. Esto descartaba la sugerencia de la Hipnosis. Ahora veamos el poder de la intención junto con el tacto.

XVIII.

Tacto e Intención

Una de mis primeras creencias en la intención se desarrolló al final de los años 60 cuanto estaba empezando a utilizar mucho la acupuntura. En ese momento teníamos una clínica gratuita en Clearwater y otra en St. Petersburg. La acupuntura era un tratamiento particularmente atractivo para nosotros porque era barato y no implicaba la utilización de medicamentos. Muchos de nuestros pacientes abusaban o habían abusado de los medicamentos, de forma que cuantos menos medicamentos utilizáramos mejor. Observé que algunos de nosotros podíamos practicar la acupuntura con gran éxito mientras que otros no tenían tanto, incluso sobre los mismos pacientes. Al principio pensé que era sugestión mía, de forma que intentamos controlar cualquier comentario positivo o negativo sobre lo que se esperaba del tratamiento. Incluso llegamos a no decir nada al paciente antes, durante o después del tratamiento.

La fuerte correlación parecía estar en la callada actitud del terapeuta. Aquellos que habían observado trabajos de acupuntura y creían en ellos obtenían mucho mejor resultado que los que ni creían ni dejaban de creer en que eso funcionaría. Hubo dos doctores que practicaban pero pensaban que era absolutamente "descabellado". Ellos no obtuvieron buenos resultados. Yo traté frecuentemente al mismo paciente al siguiente día y obtuve resultados positivos inmediatamente. Resultaba fácil probar de esta forma con la acupuntura puesto que las cosas que estábamos tratando ocurrían delante de nuestros ojos durante la sesión de tratamiento. El dolor desaparecía. La respiración de los pacientes con asma y enfisema mejoraba inmediatamente. La dependencia de ciertas drogas adictivas como la heroína se calmaba delante de nuestros ojos. El salpullido del herpes zoster se decoloraba durante el tratamiento si éste se realizaba correctamente y por un doctor que creía en la acupuntura. El dicho era, "No se trata de dónde o cómo pones las agujas, lo que cuenta es quien las pone".

Esto era el comienzo de mi apercibimiento de que la actitud y la intención del terapeuta tienen mucho que ver con el resultado del tratamiento - y esto parece ser algo más que tan solo el poder de sugestión. Los cirujanos que están de buen humor o felices parecen obtener mejores resultados que los que están siempre enfadados, los cínicos o los deprimidos. Esto va más allá de la técnica quirúrgica.

Las manos de los terapeutas que están felices, los confiados y los que creen obtienen mejores resultados que los que no. Hemos comenzado a medir los efectos de la actitud con resistencia eléctrica en un circuito creado entre el terapeuta y el paciente. Se observa que una resistencia eléctrica más alta está relacionada con la actitud negativa tanto del terapeuta como del paciente.

La Hermana Anne Brooks

Fue hace veinte años cuando vi por primera vez a la Hermana Anne Brooks. Ella había cancelado tres citas, y finalmente acudió a la cuarta.

La Hermana Anne había solicitado trabajar como voluntaria en nuestra Clínica gratuita de St. Petersburg (Florida). Parece que quería trabajar de nuevo con gente muy necesitada, y había iodo que nuestra clínica atendía a la clase de gente a la que ella quería ayudar.

Un joven llamado Butch, que estaba comprometido en nuestro programa de Clínica Gratuita como director, la había entrevistado y sugerido que me visitara a mí. Parece que ella había estado luchando con lo que le habían diagnosticado como artritis reumatoide durante casi veinte años antes de la entrevista. En aquél momento de la entrevista con Butch, los doctores (todos ellos estaban de acuerdo) le habían recomendado que se implantara una articulación artificial en las caderas. Ella dependía de una silla de ruedas desde algunos años antes de nuestro encuentro. La cadera le había impedido andar durante diecisiete años.

Butch le dijo que si ella quería trabajar en nuestra Clínica gratuita, tendría que verme con relación a su cadera. El le dijo que yo practicaba cosas raras como acupuntura, hipnosis, manipulación osteopática, una materia extraña en la que se mueven los huesos del cráneo, y una buena medicina general. El miedo fue lo que hizo que cancelara sus tres primeras citas.

Cuando finalmente nos encontramos y escuché su historia, me impresionó. Ella había sido directora de un colegio en un barrio marginal durante algunos años y le gustaba mucho serlo. Según empeoraron su estado y sus dolores, la trasladaron a una escuela de niños de clase media - alta. Ella quería/necesitaba esforzarse por ayudar a los pobres y necesitados. Esta fue la motivación que le trajo (en su silla de ruedas) a nuestra Clínica de St. Petersburg, en donde casi rogó a Butch que le permitiera realizar un servicio voluntario. Si ella no hubiera deseado tanto trabajar en la clínica, estoy seguro de que Butch no habría sido capaz de convencerla para que me visitase.

Durante esta primera visita comencé el tratamiento con acupuntura, consejo nutricional, terapia megavitamínica y Terapia SacroCraneal. No podía realizar ninguna manipulación osteopática tradicional porque sólo tocar su cuerpo entre la cintura y las rodillas para intentar manipular los huesos o los tejidos más profundos le hacía gritar de dolor. Yo no podía entender como esta pobre mujer había estado viviendo con este dolor. Sus análisis de sangre concordaron con el cuadro de artritis reumatoide.

Acordé citas semanales con ella. Pronto descubrimos que la acupuntura, cuando se aplicaba de forma apropiada, le aliviaba completamente el dolor. En unas pocas semanas encontramos que una aguja de acupuntura insertada al final de su dedo corazón derecho durante quince minutos diarios controlaba suficientemente su dolor como para prescindir de su silla de ruedas, abandonar las muletas, y tolerar un poco de trabajo de manipulación osteopática. Estoy seguro que según disminuía el dolor, los cambios nutricionales comenzaron a hacer efecto. En mi opinión, para la salud es necesario el movimiento, de forma que comenzamos un duro trabajo de restablecimiento del movimiento de los huesos, articulaciones y otros tejidos desde la cabeza hasta los dedos de los pies.

Acortando esta larga historia, la Hermana Anne se rehabilitó casi completamente en un año. Ella trabajaba sin cesar en nuestras Clínicas Gratuitas (eran tres por aquél entonces). Ella llegó a ser directora de la Clínica Gratuita como ocupación principal después de obtener el permiso de su autoridad eclesiástica. Los valores de sus análisis de sangre que concordaban con el cuadro analítico de artritis reumatoide habían vuelto a la normalidad después de veinte años.

La Hermana Anne y la familia Upledger se volvieron buenos amigos. Cuando dejé Florida y me mudé a Michigan en 1975 para trabajar en la facultad en la Universidad del Estado de Michigan, la Hermana Anne y yo permanecimos en estrecho contacto. Su estado continuó mejorando. No necesitó más mi trabajo de "doctor".

Al año de mudarnos a Michigan, la Herman Anne vino a visitarnos. Durante esta visita me pidió mi consejo acerca de matricularse en un programa de estudios en la Universidad de Florida que le daría el título de enfermera. Ella quería trabajar en los campos de trabajo en granjas para los inmigrantes en Florida. Le dije que si seguía los cursos, ella siempre dependería de la supervisión de un licenciado en medicina para realizar su trabajo. ¿ Porqué no se licenciaba en medicina y era independiente para hacer las cosas según su propio criterio?. Después de alguna discusión acerca de su edad, su carencia de requisitos de conocimientos previos, y de las dificultades de obtener una plaza en la escuela de medicina o de osteopatía, finalmente se fue a pasear por un bosque que hay detrás de nuestra casa durante unas horas. Hizo lo que la gente profundamente espiritual hace, y volvió con un "O.K. vamos a probar. ¿Qué debo hacer?".

Concerté una entrevista con el encargado de admisiones del "College of Osteopathic Medicine" en la Universidad del Estado de Michigan. El se quedó tan impresionado con la Hermana Anne que me preguntó qué podíamos hacer para que ella echara su solicitud allí.

Más tarde obtuvo permiso de su congregación para apuntarse a dicho programa. Completó un año de trabajo de preparación médica en St. Petersburg y después se mudó con nosotros a Michigan (East Lansisng) para completar su segundo año de requisitos de preparación. Después vinieron su aceptación en el Osteopathic College y cuatro años de duro trabajo. Después de su graduación, y estando reconocida como licenciada en medicina osteopática, se mudó a Detroit para realizar prácticas durante un año. Durante ese año hizo un estudio de las áreas más pobres y necesitadas del sudeste de Estados Unidos. Ella se estableció en Tuteiler, Mississippi, en donde hoy en día dirige una clínica muy activa y lleva a cabo una tremenda práctica de medicina familiar y de urgencias. Todo esto hizo una mujer que había pasado la mitad de su vida en una silla de ruedas, padeciendo dolores fuertes y constantes, y que pensaba operarse para reemplazar las dos articulaciones de su cadera por dos rótulas artificiales.

Hablamos con la Doctora/ Hermana Anne durante la preparación de este manuscrito. Le pregunté lo que, en su opinión, fue la verdadera clave de su curación. Sin dudar ella respondió que fue un 80 por ciento mi actitud y mi intención y un 20 por ciento la mezcla de acupuntura, nutrición, Terapia SacroCraneal y todo lo demás.

Nosotros los terapeutas deberíamos tener siempre presente el tremendo poder que nuestra intención, actitud y expectativas tienen sobre el paciente y su respuesta al tratamiento. Una actitud triste y dudosa del terapeuta percibida por el paciente puede muy bien provocar su pérdida de esperanza. Lo contrario también es verdad. En el caso de la Hermana Anne, nosotros simplemente no aceptábamos un no por respuesta.

Historia de un Caso de Coma

Estoy completamente convencido de que el destino te da un gran éxito inicial para "engancharte" en un proyecto. Esto ha sido lo que me ha sucedido con los casos de coma. No he tenido mucho trabajo con verdaderos casos de coma todavía. He trabajado sólo con una docena de casos en mi carrera, pero han sido bastante inquietantes.

El mayor anzuelo estuvo en el caso más reciente por una experiencia con un paciente en coma que me extrañó incluso a mí mismo. Me pidieron que viera a una joven de 24 años que había estado en coma durante tres años y medio después de un accidente de coche. Ella era una chica bonita antes del accidente. Le gustaba la vida, los amigos, el champan, bailar, las fiestas y todo lo demás. Sus padres eran unos Belgas acomodados.

Al escuchar la descripción que me dio su madre de la joven, tuve una intuición de lo que debía hacer.

La muchacha (de nombre Cherie) estaba tendida en la cama en un estado contraído. Tenía un tubo en la nariz, otro en la vejiga y tenía puesto un pañal. Sus puños estaban apretados, el derecho más que el izquierdo. Sus pies estaban muy torcidos hacia adentro. Sus piernas estaban dobladas y una almohada colocada entre sus rodillas evitaba que se cruzaran. Tenía los ojos cerrados. Ella no respondía a mi voz ni a pellizcos en su cuerpo.

Seguí completamente a mi intuición. Forcé su mano izquierda y la abrí suficientemente como para introducir mis dedos dentro. Ella, de forma refleja, apretó mis dedos fuertemente con su mano. Con mi mano derecha acuné su nuca. (Yo tengo unas manos grandes). Sentí el ritmo sacrocraneal en la parte posterior de su cabeza y comencé a trabajar para aumentar la amplitud de ese pulso rítmico. Después hice algo que me sorprendió a mi mismo. Comencé a susurrar en su iodo. Le dije a Cherie que era muy guapa. Le dije que si se levantaba podríamos tomar champan juntos y bailar toda la noche. Que podríamos pasarlo muy bien, etc., etc. Nunca he hecho nada parecido antes.

Según susurraba suavemente en su iodo, podía sentir cómo aumentaba la amplitud de su ritmo sacrocraneal haciéndose más vital y más vivo. Continué susurrando cosas bonitas sin importancia. Cuando utilicé ciertas palabras su ritmo sacrocraneal se paró durante un instante. A los pocos minutos allá abrió los ojos por primera vez en tres años y medio. Me miró y me apretó un poco más fuerte mi mano izquierda para darme a entender que me escuchaba.

Yo pensé que estaba en el cielo. Qué experiencia más maravillosa. Su madre, su tío y la enfermera estaban atónitos. Estaban hablando y balbuceando todos al tiempo. La alegría era palpable en la habitación.

Traté a Cherie diariamente durante una semana. Yo estaba impartiendo clases en Holanda en aquél momento y llevé a cinco estudiantes conmigo en cada sesión de tratamiento después del tratamiento inicial. Al final de la semana Cherie estaba siendo alimentada manualmente con alimentos suaves. Ya no necesitaba el tubo que iba al estómago a través de su nariz. Mantenía la cabeza levantada y la giraba. Su cuello funcionaba. Estaba comenzando a ganar control en la mano izquierda. Estaba perdiendo la rigidez espástica de su brazo derecho y de sus dos piernas. Y comenzaba a moverse voluntariamente, especialmente la pierna izquierda.

Recientemente he recibido carta de la madre de Cherie. Decía que Cherie es capaz de hablar en voz baja. No se puede imaginar lo que esto significa para todos nosotros.

Nuestro plan para Cherie es que nuestros estudiantes la traten semanalmente hasta que se estabilice. Cuando ocurra esto, si ocurre, yo realizaré más trabajo con Cherie para impulsarla de nuevo desde ese estado de estancamiento al de mejoría. No pararemos hasta que ó Cherie se recupere totalmente o uno de nosotros muera. Espero que mi mujer me de permiso para llevar a Cherie a bailar cuando ésta pueda hacerlo.

¿ Se comprende lo que quiero decir con estar enganchado?

Hay mucho campo para la investigación en este área. Estamos realizando algunas investigaciones y lo encontramos fascinante. Tenemos suficientes evidencias para mantener el concepto "actitud-efecto" de forma que predicamos la máxima de "si tienes una actitud pobre hacia el paciente, deja que otro le trate". Nosotros aconsejamos a los terapeutas que si tienen problemas en su vida personal que no se pueden dejar fuera de la sala de tratamiento, se tomen el día libre. La actitud del terapeuta (sea cirujano, médico, dentista, fisioterapeuta, Rolfer, acupunturista, Terapeuta Sacrocraneal, o lo que sea) tiene mucho que ver con el éxito del proceso de curación del paciente. Teniendo en cuenta esto, los terapeutas deberían encauzar sus masajes y su actitud en un sentido positivo. Más tarde se abundará más acerca de esto.

XIX.

Imagen Terapéutica y Diálogo[sm]

Cuando yo estaba en la escuela de medicina osteopática, realicé algunas actividades extracurriculares. Una de ellas fue tomar un curso nocturno de hipnoterapia impartido por un psiquiatra de la localidad. El estaba quizás un poco loco, pero impartía un curso muy bueno de 10 semanas. Éramos ocho los asistentes a su seminario. Al comenzar mis prácticas en Clearwater, Florida, utilicé algo la hipnosis, pero pronto estuve demasiado ocupado con la medicina general y la cirugía para emplear el poco tiempo disponible en realizar hipnosis frecuentemente.

Entonces llegó Reta. Tenía 38 años, cuatro hijos que iban al colegio y un marido ingeniero que a veces trabajaba y a veces no. El la agredía verbalmente. A veces también físicamente. Reta era el sostén de la familia, ella les mantenía juntos. Trabajaba de secretaria ejecutiva para el presidente de una entidad bancaria local. Estaba muy bien cosiderada, pero mal pagada. Ella dirigía la oficina del presidente, y él lo sabía, pero admitir esto le pondría en un compromiso. Se trataba de un asunto de orgullo, además él sabía que si reconocía su valor real, ella sería más difícil de controlar, incluso podría pedir un ascenso.

A Reta le hablaron de mí porque ella padecía un dolor incontrolable y persistente en la cabeza, cuello, torso, espalda, brazos y manos. Y tenía menos frecuentemente, pero en episodios agudos, dolores de ciática en la zona lumbar derecha. Le habló de mí un cirujano ortopédico que no encontró nada más que operar. Le había operado ya tres veces. No había logrado ayudarla. Yo tenía una pequeña reputación como controlador del dolor que utilizaba hipnosis, inyección de activadores, manipulación y todas las técnicas que estuvieran disponibles. Los rumores también decían que practicaba un bonito tipo de medicina general y de cirugía menor. Reta probablemente era una molestia para el ortopeda en aquél momento, así como un recuerdo de que había fallado. El sabía que yo atendería las llamadas nocturnas porque yo era joven, dispuesto y bastante comprometido conmigo mismo.

A Reta le habían operado y dejado secuelas para el resto de su vida. Ella se había operado quitándose las varices. Se había sometido a una ligadura de trompas después de su cuarto hijo. Todos sus hijos habían nacido por vía vaginal con grandes episotomías. Debido a esto, se sometió a una reparación de perineo y a una suspensión de la vejiga, realizadas ambas antes de la ligadura de trompas. Después se tuvo que quitar la vesícula biliar. Este cirujano ortopédico al que nos hemos referido le había quitado discos entre la tercera y la cuarta vértebra lumbar, así como entre la cuarta y la quinta vértebras. Esto se realizó en operaciones separadas. Después de esto él había intentado infructuosamente descomprimir la raíz nerviosa en la región cervical.

Además de todo esto, sus hijos le demandaban tiempo y dedicación. Ellos eran poco considerados. Yo simplemente escuché su historia, examiné su cuerpo, sentí mucha compasión, y le dije que llegaríamos al fondo del asunto. Reta y yo hicimos un pacto de trabajar juntos en el problema hasta que obtuviéramos una solución.

Empecé utilizando inyecciones activadoras según lo que había aprendido del método del Dr. Janet Travell. El Dr. Travell había sido el doctor que había tratado los dolores de espalda de John F. Kennedy. Se habían producido algunos resultados positivos con este método cuando empleé al tiempo manipulaciones osteopáticas. En el caso de Reta, no llegué ni a la primera base. Ella sólo empeoraba. Desesperado, comencé a verla por la noche como mi último paciente, de forma que podía comenzar utilizando algo de hipnosis con ella. Mi intención era entrenarla en la auto-hipnosis de manera que ella pudiera aprender a relajarse a sí misma y dormir mejor.

Aprendió a relajarse un poco durante las primeras sesiones. De pronto, durante una de estas sesiones, comenzó a regresar espontáneamente a un tiempo en el que era mucho más joven. Yo sabía que ella iba a hacer algo, pero no sabía qué. Tuve la impresión de que podíamos utilizar esa ocasión para resolver algún problema por el que el dolor fuera más emocional que físico. Esto sucedió en 1966, antes de que yo supiera nada de acupuntura, Terapia SacroCraneal, Liberación SomatoEmocional y los similares. Le pedí bajo hipnosis que regresara al tiempo en el que se produjeron las causas del dolor. Esto era un proceso tedioso porque según regresaba a su infancia, ella no podía hablarme de forma inteligible. Tenía que escribirlo todo. Yo no sabía por entonces que podía haber pedido que una parte del testigo-adulto de ella subiera y me decribiera la escena. En vez de eso la sugería que retuviera su capacidad de escritura como un adulto.

Después de muchas preguntas y un montón de respuestas escritas (la gente escribe bastante despacio en estas circunstancias), Reta había regresado a la edad de 2 días. Había nacido en casa y estaba tendida en la cuna. Su madre y su abuela materna estaban allí. Su abuela estaba sermoneando a su madre por haber tenido otro hijo a su edad (su madre tenía 42 años cuando nació Reta). Reta era la más pequeña de ocho hermanos. La abuela dijo que "Reta no debería haber nacido; era demasiado trabajo para la Madre". También decía que Reta siempre estaría enferma. El castigo y la falta de esperanza respecto a Reta procedente de esta conversación era enorme. Nunca olvidaré lo que Reta escribió cuando le pedí que describiera sus sentimientos acerca de esta escena. Ella escribió, "Si tenía que nacer, si tenía que vivir, al menos podría estar débil, enferma y dolorida toda mi vida".

Cuando Reta salió del estado de hipnosis, le pedí amablemente que leyera lo que ella había estado escribiendo en el papel. Ella no pudo. Me lo pidió a mí, y yo fingí no poder hacerlo. Aceptó esta explicación sin más preguntas. Deseaba creerme. Tres días después repetimos la misma regresión a aquella cuna, y ella escuchaba de nuevo a su abuela hablando a su madre. Me escribió la misma frase de nuevo acerca de sus sentimientos. Esta vez yo fui un poco más prudente. Le dije que el embarazo no fue provocado por ella. Le dije que todo había ido bien. Su madre había pasado el parto sin dificultades. Le dije que su abuela probablemente tenía buena intención, pero que sus observaciones no eran correctas. No estaba seguro de que consiguiera llegar a ella, ya que Reta era todavía la niña de dos días cuando yo le decía esto. De nuevo le dije, cuando retornó al momento presente, que no necesitaba comprender nada si no estaba preparada para hacerlo. Yo era extremadamente cuidadoso al comunicarle esto. Ella no podía leer su mensaje manuscrito.

Cuatro días después, Reta vino de nuevo. Cayó en trance hipnótico rápidamente. Le pedí que fuera a la experiencia en la que se había convencido de que no podía vivir sin penas. Acudió directamente a la misma escena de la cuna. Oía las palabras de su abuela a su madre por tercera vez. Le dije de nuevo mi disertación acerca de que no era culpa suya el embarazo ni todo lo demás. Entonces yo intuitivamente llevé su memoria a la vida adulta mientras estaba todavía en trance. Discutimos esta situación mientras ella permanecía en trance hipnótico como adulto. Reta estaba de acuerdo en que no merecía la pena que pasara toda su vida llena de dolor por aquellas palabras emocionales de su abuela a su madre. También acordamos que ella sería capaz de controlar su interior después de volverla a la consciencia. Llevé a Reta de nuevo a su estado de consciencia normal. Esta vez ella era capaz de leer sus notas. Simplemente preguntó si había sido capaz de hacer todo eso por sí misma. Yo le respondí que a mí me parecía razonable que hubiera podido hacerlo.

Por extraño que parezca, este fue el fin de los padecimientos de Reta. Se divorció. Dejó su trabajo. Comenzó su propia compañía en colaboración con un hombre que después se convirtió en su marido. Reta fue una maestra excelente para mi. Le estaré siempre agradecido.

El caso de Reta me planteó los primeros conceptos de la influencia potencial de la mente sobre el cuerpo.

Un poco más tarde en mi carrera de médico/cirujano convencional (si fui alguna vez convencional), ocurrió otra experiencia que abrió mis ojos incluso más acerca de la interrelación entre el cuerpo y la mente. Esto ocurrió cuando hospitalicé a una joven de poco más de veinte años con un problema agudo en la región abdominal inferior derecha. Las opciones eran apendicitis aguda, rotura de un quiste sobre su ovario derecho, y/o inflamación de algunos nódulos linfáticos en los tejidos cercanos al apéndice y/o al ovario. El cirujano al que pedí consejo era favorable al diagnóstico de apendicitis aguda. Aparecían todos los síntomas excepto uno de mis favoritos, que no es generalmente aceptado como tal. Este signo es un dolor en el extremo de la costilla más baja del costado derecho. Yo había observado que este extremo de la costilla no le dolía cuando lo tocaba, el caso probablemente no era de apendicitis. El cirujano estaba muy seguro de que era apendicitis, y yo no me sentía muy seguro como para discutir con él basándome en una carencia de dolor al presionar en el extremo de la duodécima costilla derecha.

La paciente estaba preparada para la intervención a la mañana siguiente. Yo iba a ser el primer ayudante del cirujano a quien había pedido consejo. El era mi favorito y de más confianza.

Algo se apoderó de mí la noche anterior a la operación. Fui a ver a esta paciente y decidí probar a hipnotizarla. Lo hice fácilmente. Ella estaba medicada con calmantes suaves y cayó muy rápidamente en un profundo trance. Le pregunté si había un medico dentro de ella que conociera lo que no funcionaba bien. Sin la más mínima duda ella dijo que sí. Le pregunté si yo podría tener el privilegio de hablar y consultar a ese Médico Interno. Ella asintió. Su voz cambió a un tono más grave y dijo, "Hola, soy el Médico Interno". Pregunté si sabía que era lo que no funcionaba bien. (Parecía una voz femenina, aunque de tonalidad más grave que la de la voz normal de la paciente). La médica interna respondió sin dudar que el problema era la rotura de un quiste de ovario. Yo acepté esa respuesta, le agradecí su ayuda, y le di instrucciones a la paciente para que o bien cayera en el sueño normal o se despertara, según lo que prefiriera. Ella despertó. Mantuvimos una pequeña conversación y me volví a casa.

A la mañana siguiente, mientras el cirujano y yo estábamos lavándonos antes de entrar en la sala de operaciones, le pregunté si todavía estaba convencido de que encontraríamos una apendicitis aguda. El respondió que sí. Yo mostré mi desacuerdo respetuosamente. Entonces le aposté cinco dólares. Yo apostaba por un diagnóstico de ovario y él por uno de apendicitis. Operamos. Había un quiste de ovario que se había roto. La operación se desarrolló sin problemas, y cuando acabamos, me pagó los cinco dólares que me debía.

Después de aquello, utilicé la técnica de hipnosis para diagnosticar en varias ocasiones. El cirujano no volvió a hacer apuestas conmigo. Los Médicos Internos de estos pacientes siempre me dieron información correcta. Era divertido. Existía realmente una parte del subconsciente de cada paciente que conocía de forma precisa lo que no funcionaba bien en su organismo. Después descubriría que estos Médicos Internos también tenían información valiosa de porqué se había presentado el problema y acerca del mejor método de tratamiento.

Otra experiencia personal ayudó a ampliar mi entendimiento del uso de la Imagen Terapéutica y el Diálogo. Esta ocurrió en un seminario en el que yo era el sujeto de demostración. Se trataba de un grupo compuesto principalmente por psicólogos y psicoterapeutas. El curso lo había dirigido Marty Rossman, M.D., que había estado enseñando durante bastante tiempo lo que él denomina "Recuerdo Guiado".

Marty concluyó su disertación y pidió un voluntario de entre la audiencia sobre el que pudiera demostrar la técnica del recuerdo de un dolor o problema. Yo me presenté voluntario porque nadie parecía querer hacerlo. No tenía previsto hacer nada especial cuando avanzaba hacia el fondo de la habitación y realmente no sabía lo que esperaba.

Me senté en un taburete enfrente de Marty. El me preguntó de qué quería informarme. Después de pensar un poco, mencioné que había tenido dolores intermitentes en la zona lumbar y en mi sacroilíaco derecho durante muchos años. Recordé entonces que había acudido a un osteópata por este dolor cuando tenía catorce años. Marty me pidió que mirara dentro de mi espalda y obtuviera una imagen del dolor. Lo intenté y la imagen vino a mí fácilmente. El dolor era rojo y con forma de bumerán. Marty sugirió que preguntara al bumerán para que me dijera más acerca de sí mismo. Le pregunté, y el bumerán comenzó a inflarse como un flotador de playa. Según se inflaba, mi dolor de espalda me comenzó a molestar. Se volvía más fuerte a medida que el bumerán se inflaba más. Le pregunté qué le estaba inflando. La respuesta era la IRA. Entonces me di cuenta de que la ira es como un bumerán; cuando uno se enfada, se vuelve contra uno mismo. Cuando yo estaba enfurecido, me dolía la espalda. Mis dolores de espalda comenzaron poco después de la muerte de mi padre. Yo estaba realmente enfadado con Dios por llevarse a mi padre de mi lado.

Lo que he aprendido es que ningún tratamiento ni manipulación puede quitarme el dolor de espalda cuando lo tengo. Pero puedo sentarme en un sitio tranquilo y meditar acerca de si estoy enfadado o no y, si lo estoy, porqué. Cuando encuentro las causas del enfado y las resuelvo, mi dolor de espalda se va automáticamente. Este ha sido mi caso desde la presentación del "bumerán" hace ocho o diez años. Es sorprendente las muchas veces que me enfadaba sin darme cuenta de ello. Después de saber que un dolor de espalda significa que estaba enfadado, lo supiera o no, aprendí a enfadarme con más eficacia. Tengo muchos menos dolores de espalda desde que lo hago así. Cuando sobrevienen, sé que es el momento de sentarme en algún rincón apartado y descubrir porqué estoy enfadado. Ahora me doy cuenta de que cuando sé que estoy enfadado mi espalda no me duele. Sólo se queja cuando estoy enfadado y no lo sé. La ira puede matarte. Mi dolor de espalda me dice cuando estoy enfadado, de forma que puedo hacer algo para remediarlo. Adoro mi dolor de espalda. Probablemente me ha alargado la vida. Puede incluso haberme evitado un ataque al corazón. Creo que mi dolor de espalda es un mensaje de mi Médico Interno.

Veamos ahora el concepto de Médico Interno, Imagen Terapéutica y Diálogo, y en lo que estas materias pueden beneficiar a la persona.

Como se puede adivinar, he llegado a creer que cada uno de nosotros tiene una inteligencia dentro que sabe todo lo que pasa en nuestras vidas. Esto incluye nuestros síntomas y su significado (si existen), nuestras enfermedades, nuestros conflictos internos, y todo lo demás. Mi experiencia me asegura esta creencia. De hecho, esta fe es el resultado de mi experiencia. Algunas personas explicarían esto en términos de una conciencia universal que compartimos todos. Otros creerán que todos tenemos una sabiduría interna que conoce el cuerpo y/o la persona en la que reside, pero no sabe demasiado de nadie más. Muchos creerán que tienen guías espirituales que saben todo acerca de ellos. Hay muchas más ideas acerca de estos temas. Lo que se crea o como se haya llegado a tal creencia depende de cada uno.

Mi creencia es que en algún sitio en nuestro interior está la respuesta a todas las preguntas que uno se puede cuestionar acerca de sí mismo. Mi compromiso, como practicante de salud, es que nosotros conectamos con esa parte del paciente que conoce las respuestas, y que esas respuestas podemos compartirlas y utilizarlas para el bien de la persona en su conjunto.

Como la mayoría de nuestro trabajo está relacionado con la salud, a menos que el paciente muestre otras preferencias, denominamos a esta parte del subconsciente el Médico Interno. En la práctica de la Terapia SacroCraneal, hemos visto que la gran mayoría de los pacientes entran en profundos estados de relajación durante el proceso de tratamiento. En este estado de profunda relajación es donde podemos invitar al Médico Interno a venir y hablar con nosotros. Me gusta hablar con los Médicos Internos. Ellos responden siempre muy sabiamente a preguntas acerca de la salud y la vida. Una vez que hemos entablado contacto con el Médico Interno, mantenemos una relación amistosa. Animo al paciente a obtener una imagen mental de este Médico Interno, así como a asignarle algún nombre por el que le gustaría llamarle. En poco tiempo, después de que hemos asegurado que nuestras intenciones son honradas y sinceras, podemos comenzar a preguntarle lo que sea pertinente en el asunto que estamos tratando. Si el Médico Interno no conoce la respuesta, se puede sugerir que haga él una pregunta al subconsciente. En algún lugar escondido del paciente se encuentra la respuesta.

Cuando el Médico Interno real aparece, el ritmo sacrocraneal se para. Se está sobre la pista de algo importante. Así, nosotros utilizamos el ritmo sacrocraneal como un detector significativo. Cuando se para, algo importante pasa por la mente del paciente. A veces unas partes no conscientes del paciente, o Médicos Internos, burlan al terapeuta. Pueden dar respuestas que son incorrectas o que despistan. Cuando el asunto que se trata no es importante, la actividad del ritmo sacrocraneal se mantiene inalterable. Cuando esto ocurre, se sabe que se está en un caso de burla.

Voy a explicar como funciona esto. Una mujer de 42 años vino a verme. Había sido enviada a mí por unos amigos. Yo era una especie de último recurso para los desesperados. Se le había producido de repente un glaucoma agudo en ambos ojos. No podía controlarse con medicamentos. Ya había perdido el 20 por ciento de agudeza visual, y las perspectivas no eran muy buenas porque la presión de sus ojos no bajaba a pesar de todas las medicaciones que se habían probado. Ella visitaba a su oftalmólogo cada dos semanas. Si las cosas continuaban así, quedaría ciega en un año.

Esta mujer había venido a recibir Terapia SacroCraneal porque había oído que este tipo de tratamiento podía ayudar a una gran variedad de problemas. Realicé algo de trabajo sacrocraneal con ella, centrándome mayormente en los huesos de las órbitas de sus ojos.

Mi intención era mejorar el drenaje de líquido desde los ojos y los tejidos relacionados. (El Glaucoma es una enfermedad que se caracteriza por un incremento de presión del fluido que hay dentro del globo ocular). También dirigí energía a través de los globos oculares durante esta primera sesión. El tratamiento que realicé no tuvo ningún efecto positivo sobre ninguno de los dos ojos.

Durante la siguiente sesión de tratamiento, utilicé técnicas de Terapia SacroCraneal para llevarla a un estado de relajación. Cuando ella parecía estar profundamente relajada, le pregunté muy suavemente si había un doctor dentro de ella que conociera las causas del glaucoma. La actividad de su sistema sacrocraneal cesó, y ella dijo, "sí, lo hay". Le pregunté si ese médico interno podía salir de forma que nos conociéramos. Se paró el ritmo de su sistema sacrocraneal, pero ella no dijo nada. Le pregunté qué es lo que pasaba por su cabeza en aquél momento. Ella dijo que había sólo una gaviota volando en círculos sobre el mar. Le pregunté si la gaviota era si Médico Interno. Ella dijo que no sabía. Yo pregunté, "gaviota, ¿eres tú el Médico Interno?" ella dijo que la gaviota decía que sí. Al mismo tiempo el ritmo sacrocraneal se paró, de forma que yo sabía que la gaviota era la imagen en la que el Médico Interno había elegido presentarse. Los Médicos Internos son como magos. Se pueden presentar en cualquier forma que elijan. Pienso que les gusta divertirse con nosotros. A veces pienso que les gusta bromear o mofarse con nosotros para ver si somos de mente abierta y suficientemente iniciados como para trabajar con ellos.

La gaviota se sentó sobre la playa en frente de la paciente. Pregunté a la paciente muy educadamente acerca del nombre que le gustaría tener al Médico Interno. La respuesta fue "Sirena". Entonces yo me presenté a Sirena como John. Dije que estaba intentando ayudar a la paciente con su glaucoma. Aseguré a Sirena que era sincero en mis deseos de ayudar, y que agradecería mucho cualquier ayuda que me pudiera ofrecer con este problema de glaucoma. Sirena dijo que había cosas que la paciente no quería ver, por lo que se estaba quedando ciega ella sola. Cuando lo estuviera, no tendría que ver cosas que no deseaba. Le sugería a Sirena que, aunque la paciente pudiera dejar de ver físicamente las cosas al quedarse ciega, ella podría todavía percibir lo que estaba sucediendo y quedar afectada por ello. Sirena asintió y sugirió que necesitábamos convencer a la paciente de que quedándose ciega no iba a impedir el saber lo que sucedía. Le pedí a Sirena que nos presentara, en la forma de un recuerdo, una de las cosas que la paciente no quería ver. En aquél momento sentí como el sistema sacrocraneal se paraba en su actividad rítmica. Pregunté a la paciente acerca de lo que pasaba en ese momento por su mente. Ella me dijo que estaba pensando en su primer marido. El era alto, bien parecido, encantador, pero le era infiel. Ella pasó mucho tiempo sin ver los signos de su infidelidad. Finalmente se divorció de él cuando ella dejó de negarse a sí misma el comportamiento adúltero de su marido. La paciente estaba ahora casada de nuevo y no quería "ver" nada que pudiera sugerir que su segundo marido fuera infiel, así que se estaba quedando ciega.

Pregunté a Sirena si todo aquello era lo que le producía el glaucoma. Sirena dijo, "No, pero es suficiente por ahora". La presión de los globos oculares de la paciente continuaba igual. No había aumentado pero tampoco había disminuido.

Vi a esta paciente a la semana siguiente. Utilizando Terapia SacroCraneal llegó a un estado similar de relajación como el vivido anteriormente. Le pedí que invitara a venir con nosotros a Sirena, si ella quería, para hablar más acerca del glaucoma. El ritmo sacrocraneal de la paciente se paró de repente. La paciente no dijo nada. Le pregunté qué imagen podía ver justo en ese momento. Ella respondió que estaba en una playa de nuevo y que había una nadadora a lo lejos sobre el océano. Le pregunté si el nadador era Sirena. La respuesta fue "Si". Yo dije "Hola, Sirena", y visualicé a la nadadora en el agua. En mi propia imagen, yo nadaba hacia la nadadora y ella nadaba hacia atrás. Yo intento frecuentemente imaginar lo mismo que imagina el paciente. Normalmente vemos las mismas cosas. En este caso, pregunté a la paciente si nadaba y ella dijo "si". Ahora yo sabía que estábamos sintonizados a la misma longitud de onda. Le pedí a Sirena si por favor nos podría mostrar la razón de porqué la paciente estaba perdiendo la vista. No hubo respuesta. Sin embargo la paciente comenzó a contar que ella vio un coche negro aparcado en la carretera en la playa. Ella tenía cuatro años. Ella y su hermana de dos años estaban golpeando la puerta del coche pidiendo entrar. La voz de su madre se oyó desde dentro diciéndoles a las dos que volvieran a la playa y que jugaran durante un buen rato. Hacía frío, y las ventanillas del coche estaban empañadas, por lo que ella no podía ver dentro, y estaban puestos los seguros de las puertas, de forma que no podían abrirlas.

Su madre y un hombre desconocido las habían llevado a la orilla del mar en ese coche. Les dijeron a la paciente y a su hermana que iban a ir a la playa a jugar con la arena. Lo hicieron durante un rato, pero hacía frío y no había nadie más en la playa aquél día. Las dos pequeñas querían volver dentro del coche pero no podían porque su madre y aquél hombre aparentemente querían estar solos durante un rato. La paciente ahora era suficientemente mayor como para entender que el hombre era el amante de su madre. Ella no lo supo entonces cuando tenía cuatro años. El padre de la paciente era un oficial de la marina mercante. El estaba ausente frecuentemente durante varias semanas. Su madre tenía varios amigos. La paciente no quería ver que su madre, a quien ella quería tiernamente, era infiel a su padre, a quien también quería profundamente. Era mejor quedarse ciega que tener que ver aquello.

Ahora que la paciente entendía el problema y había adquirido conciencia de Sirena, no tenía porqué quedarse ciega para esconderse de la verdad. La paciente y Sirena estuvieron de acuerdo en tener reuniones cada mañana después de aquello, de forma que pudieran hablar y conocerse mejor.

El oftalmólogo dijo a su paciente que la presión de sus glóbulos oculares era casi normal. También dijo que debía haber algún error porque su campo visual perdido había mejorado, y todo el mundo sabe que esta mejora es imposible; debe haber habido algún error en las pruebas anteriores. La paciente dice que ahora se siente bien. Ella continúa encontrándose y hablando con su amigo imaginario y Médico Interno, Sirena, cada día. Ella sabe que si cuenta a sus amigos esta experiencia, pensarán que está loca. Así que guarda nuestro secreto. No ha contado lo que pasó ni a su nuevo marido. Es una locura, pero ¿qué es una pequeñas locura si cura el glaucoma y evita la ceguera?.

Este es otro ejemplo interesante del poder de la mente sobre el cuerpo, así como del poder de integración de los procesos de Terapia SacroCraneal con Imagen Terapéutica y Diálogo.

XX.

La Línea Base

El resultado es la línea base. Encontramos que cuando integramos la Terapia SacroCraneal, la Memoria de los Tejidos, la Liberación de Nudos de Energía, la Liberación SomatoEmocional y las Imágenes Terapéuticas y el Diálogo con algún apoyo más de nuestras técnicas terapéuticas, obtenemos buenos resultados. Existen en la actualidad un gran número de terapeutas pertenecientes a una gran variedad de disciplinas de tratamientos de salud que integran todos estos enfoques terapéuticos. Han asistido más de mil a seminarios completos hasta el nivel avanzado, y algunos cientos han completado los seminarios avanzados. Todos ellos son terapeutas dedicados que han aprendido a utilizar los métodos de tratamiento mencionados anteriormente para lograr buenos resultados en sus pacientes. Todos estamos en contacto y trabajamos juntos. Existen pocos celos entre nosotros. Los límites políticos entre profesiones se han roto. Los practicantes de quiromasaje hablan con doctores en medicina, osteópatas o dentistas.

Recientemente el Tribunal Supremo de Colorado tomó dos decisiones en las que la Terapia SacroCraneal podía ser utilizada por dentistas para trabajar más abajo del cuello, ya que el sistema sacrocraneal afecta a los dientes y a la oclusión de la boca. Estas opiniones significan que ahora un dentista en Colorado puede manipular legalmente tu rabadilla para arreglar tus articulaciones temporomandibulares, ya que el sistema sacrocraneal termina en aquella. Otros dentistas que han completado nuestros seminarios avanzados han ido a escuelas de masaje para obtener una titulación que les permita legalmente trabajar con la totalidad del cuerpo. Los dientes son parte del cuerpo; no están aislados.

El Colegio de Licenciados Profesionales de Florida aceptó nuestra opinión de que los fisioterapeutas pudieran realizar terapia sacrocraneal. De hecho, algunos de nuestros mejores profesores de Terapia SacroCraneal son fisioterapeutas.

La gente que hace esta clase de trabajo está dedicada a sus pacientes y clientes por encima y más allá de la fidelidad a una profesión específica y de los límites políticos. Después de todo, ¿qué es más importante, la política o el resultado terapéutico?. Incluso los políticos reconocen que los resultados son lo más importante cuando les duele algo a ellos.

No importa qué experiencia previa se tenga como terapeuta, ya sea fisioterapia, masajes, medicina, quiromasaje, enfermería, terapia ocupacional u osteopatía, se puede aprender a utilizar la terapia sacrocraneal y sus derivados para obtener buenos resultados de curación.

XXI.

¿Quién puede hacer este trabajo?

Como puede imaginarse, he sido criticado severamente por algunos de mis colegas por enseñar técnicas para mejorar la salud a personal no sanitario. Se entiende que estas personas simplemente no están cualificadas para hacer este trabajo.

Si se me permite, explicaré cómo acaeció todo esto. En 1976 yo estaba preparando una investigación de los efectos de la Terapia SacroCraneal sobre niños con dificultades de aprendizaje en la escuela pública de Michigan. Durante una conversación informal, uno de los supervisores del distrito de educación especial comentó que él estimaba que uno de cada 20 niños que asistían a la escuela pública estatal tenía algún tipo de problema de disfunción cerebral. El incluía espasmos, autismo, discapacidades de aprendizaje, problemas de concentración, retraso, problemas en el habla, y los similares. Casi me caigo de la silla. Mi intuición me decía que el cincuenta por ciento de los problemas de disfunciones cerebrales podían resolverse por Terapia SacroCraneal. Esto significaba que el cinco por ciento de todos los niños en edad escolar necesitaban ser evaluados y probablemente del dos al tres por ciento de los mismos necesitarían Terapia SacroCraneal. ¿Quién podría hacer todo este trabajo? en aquél tiempo había una media docena de médicos osteópatas en Michigan que podrían evaluar y tratar a esos niños. Ni el proceso de evaluación ni el tratamiento se podría realizar masivamente. Cada uno requería un mínimo de 20 minutos de permanecer personalmente con las manos sobre cada niño. Entre mis colegas médicos no existía mucho interés en aprender a hacer Terapia SacroCraneal. Ni tampoco los había entre los estudiantes de medicina osteopática y alopática a los que daba clase en la Universidad. El número de estudiantes interesados en proseguir esta clase de trabajo era el 10 por ciento o menos.

A mi entender, cada mes que un niño con discapacidad de aprendizaje pasaba esperando el tratamiento y continuando en el colegio sintiéndose inferior era un mes de intensificación de su trauma emocional. Necesitábamos otra forma de hacer evaluaciones y tratamientos sacrocraneales para todos estos niños necesitados.

Tuve suerte, uno de los terapeutas de la escuela local para niños con incapacidad múltiple conocía a Oliver, el niño belga con parálisis cerebral a quien describí anteriormente en este libro. Este terapeuta había visto a Oliver cuando estaba hemipléjico y después cuando podía andar. Este terapeuta conocía el efecto que la Terapia SacroCraneal tuvo sobre Oliver. Yo me acerqué a esta escuela con la idea de impartir un curso de evaluación del sistema sacrocraneal a su personal. Mi idea era que esta evaluación la realizara el personal no médico. Aquellos niños que fueran identificados como buenos candidatos para recibir Terapia SacroCraneal me serían remitidos a mí para tratarlos. El entusiasmo del terapeuta que había conocido a Oliver antes y después del tratamiento proporcionó el ochenta por ciento de la energía requerida para obtener la aprobación para dicho curso.

Yo acudí después al decano de mi colegio. Describí la situación de que uno de cada veinte niños necesitaban evaluación. Obtuve su permiso para impartir un curso nocturno para personal no médico en la escuela para niños con incapacidad múltiple. Desde allí fui a la oficina de curriculum universitario en donde conseguimos créditos de postgraduado de la Universidad del Estado de Michigan para todos aquellos que tuvieran algún título previo en varios campos.

La asistencia a este primer curso semestral fue de 20 estudiantes. Había fisioterapeutas, terapeutas ocupacionales, enfermeras diplomadas, psicólogos escolares, y una pareja de profesores de educación especial. Los estudiantes que no eran médicos aprendieron las técnicas de evaluación sacrocraneal excelentemente, y hubo una gran demanda de un segundo curso de continuación en un segundo semestre. Yo no podía dar a basto con el número de candidatos que debían ser tratados con terapia sacrocraneal que me enviaron para tratamiento.

Pronto comencé a enseñarles algunas técnicas de tratamiento que yo utilizaba cuando ellos acompañaban al niño que me remitían a nuestra clínica. No me llevó mucho tiempo darme cuenta de que no era necesario ser médico en ninguna especialidad para ser hábil en la evaluación y tratamiento del sistema sacrocraneal. Al poco tiempo estaba impartiendo cursos nocturnos de evaluación y tratamiento del sistema sacrocraneal patrocinados por la Universidad del Estado de Michigan a cualquiera que se matriculase y que tuviera credenciales para trabajar con niños en diagnóstico o terapia.

Comencé a aprender que los requisitos para hacer una buena terapia sacrocraneal eran dedicación, compasión, sensibilidad, y los similares. Los requisitos no eran de formación en química orgánica, neurología, medicina ni en otras ciencias.

Desarrollé lo que llamamos un protocolo en 10 etapas. Esto consiste en una serie de 10 etapas de manipulación que si se hacen con suficiente corrección, ayudarán al sistema sacrocraneal de un paciente a trabajar mejor, tanto si uno como terapeuta sabe lo que está haciendo, como si no. Si se usan las manos con suavidad, y no se intenta forzar nada, no se puede hacer ningún daño.

Poco más tarde estábamos enseñando estas técnicas del protocolo en 10 etapas a los padres de niños con disfunción cerebral de forma que ellos mismos pudieran seguir el tratamiento de sus hijos de forma independiente a nuestra clínica. Hicimos esto inicialmente para que no tuvieran que condicionar sus vidas a la cercanía de un Terapeuta Sacrocraneal. Podían ser libres. Estas clases de casos podían volver a nuestra clínica dos o tres veces al año para efectuar una revisión, y el niño podía beneficiarse de una terapia sacrocraneal ininterrumpida por parte de sus padres.

Más tarde comenzamos a darnos cuenta que esta práctica de enseñar a los padres a tratar a los niños regularmente (normalmente a diario) ayudaba a unir a la familia. Todo ello reforzaba el sentimiento de autoestima de los padres al poder hacer algo por sus hijos.

Vimos que, en muchos casos, la madre se había hecho cargo del cuidado del niño impedido. El padre se sentía al margen e inútil. Comenzamos a desarrollar técnicas de tratamiento que requerían que el padre y la madre trabajaran a la vez sobre el niño. En la mayoría de los casos estas parejas comenzaban a solidificar su matrimonio de nuevo. El padre no se quedaba fuera, podía cooperar. Se sentía útil y necesario. Esta era una buena terapia para todos los que la practicaban.

Lo siguiente fue comenzar a enseñar a los maridos a utilizar técnicas simples de Terapia SacroCraneal sobre sus mujeres cuando estas tenían un dolor de cabeza. Ellas sentían que ellos les cuidaban. Ellos se sentían útiles. Los niveles de frustración descendieron debido a que aumentaron la autoestima y el afecto. Estoy seguro de que gran número de relaciones se han arreglado gracias a que se requiere buena intención y amor para practicar las técnicas de Terapia SacroCraneal. El tacto comunica sentimientos.

Ahora impartimos seminarios de un día por toda la ciudad llamados Auto Cuidado. Enseñamos unas pocas técnicas básicas de Terapia SacroCraneal que tienen efectos de ayuda general. No son peligrosas. Los posibles efectos secundarios que pueden producirse por la utilización impropia de estas técnicas son temporales y provocan sólo un pequeño malestar; no se produce ningún daño. Enseñamos a dirigir la energía de curación de forma que uno puede curarse a sí mismo y a sus amigos los dolores y malestares. Si algo importante está mal, el dolor puede desaparecer, pero volverá pronto. Si vuelve cuatro o cinco veces, se necesita un diagnóstico médico. Nosotros te mostramos tu Médico Interno. Ayudamos a conocerlo, y esperamos que podamos crear una costumbre de hablar con tu médico interno a diario. Si, uno puede hablarse a sí mismo, ya que haciéndolo, llegará a conocerse mejor. No hay porqué decir a nadie de donde se está obteniendo la información.

XXII.

La Anatomía del Sistema Sacrocraneal

¿Dónde encontramos problemas en el sistema sacrocraneal? Cualquier cosa que interfiera con la capacidad de la membrana duramadre para acomodarse a las presiones y al volumen de fluido que fluctúa rítmicamente es una fuente potencial de problemas. Estas membranas forman una bolsa impermeable dentro del cuerpo. Esta bolsa y su contenido forman parte de un sistema hidráulico en el cuerpo. Funciona como el "núcleo". Veamos la anatomía de la bolsa de membrana duramadre y todas sus conexiones.

Si se extrajera del cuerpo, esta membrana que es tan esencial para el sistema sacrocraneal, tendría la forma de un renacuajo. La parte correspondiente a la cabeza de renacuajo estaría dentro del cráneo. Está unida a la parte interior de los huesos del cráneo y realmente se convierte en el forro de esa parte del cráneo que llamamos la bóveda craneal. La bóveda craneal se asienta sobre la parte superior de la boca y del cuello. Como si se tratara de la parte impermeable del cráneo o bóveda craneal, esta membrana duramadre impide que se escape el fluido que está en su interior. A veces se ven lesiones craneales y otros problemas que provocan roturas o agujeros en esta capa duramadre de membrana meníngea. Cuando esto ocurre, el fluido del sistema sacrocraneal, denominado fluido cerebroespinal, puede salir al exterior. En la mayoría de las veces que lo he observado sale a través de la nariz. Solo dos veces lo he visto salir por un oído. Cuando ocurre un escape, hay una importante vía de infección. También, el escape produce un flujo creciente de salida de fluido del sistema hidráulico (sacrocraneal). Para mantener constante y normal el volumen del fluido dentro del sistema hidráulico cuando hay un escape del mismo, la entrada de fluido o su producción debe ser incrementada. Si el sistema de producción de fluido es capaz de proporcionar esta demanda incrementada, normalmente no observamos ningún problema. Por otra parte, si las pérdidas son muy grandes y el sistema de producción no puede suplirlas, se

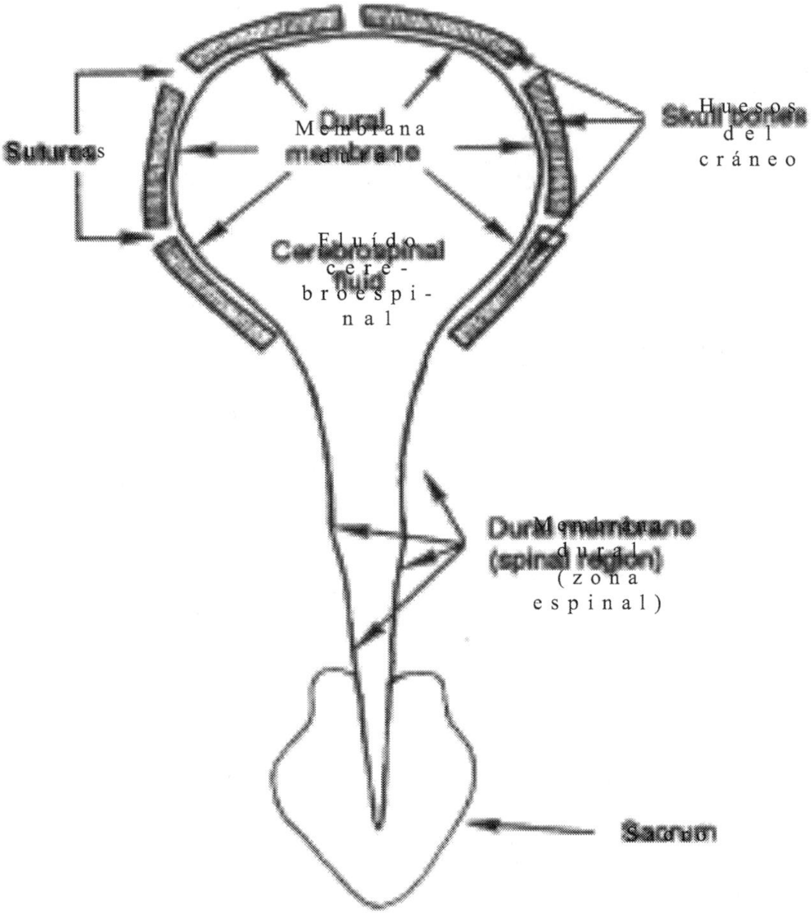

Ilustración 8: Sistema hidráulico semi-cerrado del fluido cerebroespinal y la membrana duramadre

produce una reducción crónica del volumen de fluido y, debido a ella, una reducción en la amplitud de la fluctuación rítmica de la presión en el sistema sacrocraneal.

Normalmente esta persona padecerá una multitud de síntomas, muchos de los cuales pueden atribuirse erróneamente a otras causas. La lista de síntomas o quejas incluye fatiga crónica, dolores de cabeza con embotamiento, dolores y padecimientos generalizados por todo el cuerpo (con un foco mayor en las áreas más vulnerables que son las que hirieron previamente), incapacidad para concentrarse, y una carencia general de energía que dificulta enormemente emprender por sí mismo cualquier proyecto. Requiere una gran disciplina y autodeterminación seguir viviendo. También observamos una significante reducción de la resistencia a la infección. Esto quiere decir que, siempre que alguien dentro de un radio de 100 metros estornuda, esta persona coge un resfriado. También se observa un desequilibrio hormonal que se manifiesta como un bajo funcionamiento del tiroides, un descenso del azúcar en sangre (hipoglucemia) y/o problemas menstruales. Estas son las posibilidades cuando hay una pérdida significativa en la bolsa de la membrana duramadre y el sistemas hidráulico sacrocraneal es incapaz de asumir el déficit.

La naturaleza ha creado un bello diseño del sistema. Según se ha dicho antes, dentro del cráneo o de la bóveda craneal la membrana duramadre forma una capa impermeable. En la base del cráneo, donde se une el cráneo al cuello, hay una abertura. Esta abertura tiene forma algo ovalada, de unos cuatro o cinco centímetros, y está posicionada de tal forma que está justamente en el eje del cuerpo. Esta abertura se ha denominado el foramen magnum. En latín foramen significa "abertura" y magnum significa "grande". Está claro el origen del nombre de este agujero en la base del cráneo. Es este gran agujero el que permite el paso de la médula espinal desde el cerebro hacia el canal espinal. Es aquí donde comienza la cola de nuestro renacuajo. Hay una fijación muy fuerte de la membrana duramadre al contorno de esta gran abertura en la base del cráneo. Después la membrana duramadre forma un largo y áspero tubo cilíndrico (la cola del renacuajo) que cae a través del canal espinal como si estuviera suspendido de su anillo de sujeción alrededor de la gran abertura (foramen magnum) de la base del cráneo. Por lo tanto sabemos que tenemos una columna vertebral que forma un canal espinal a través del cual pasa el tubo de la membrana duramadre. Dentro de este tubo de la membrana duramadre está la membrana aracnoidea y la piamadre de las que hablé anteriormente. Tenemos tubos dentro de otros tubos a través de los que para la delicadísima médula espinal desde la cabeza (en donde es una extensión del cerebro) hasta la parte baja de la espalda.

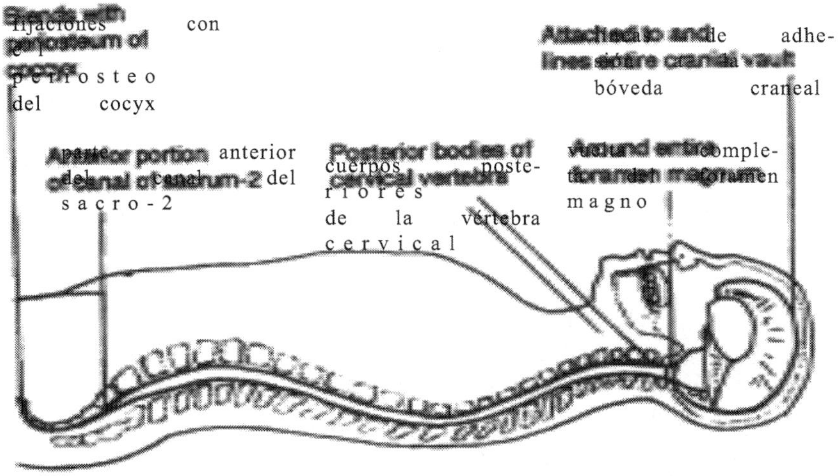

Ilustración 9: Puntos de fijación del dura (detalle)

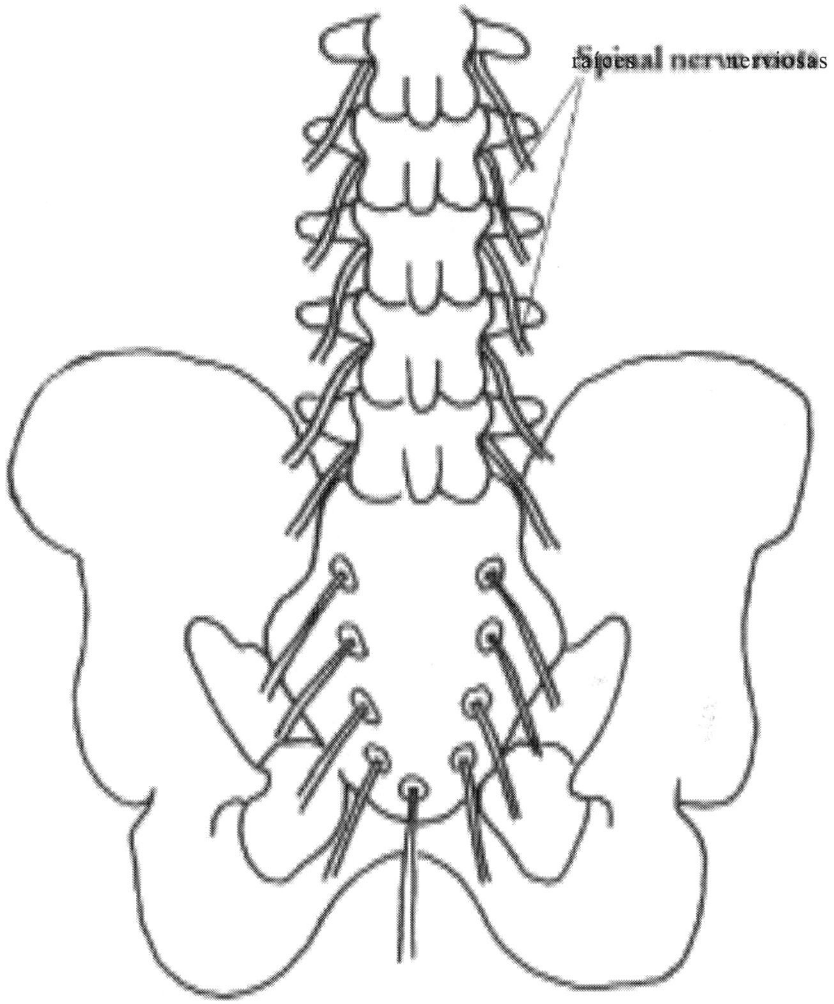

Ilustración 10: Vista trasera (posterior) del sacro y la vértebra inferior de la espina dorsal mostrando la salida de las raíces nerviosas desde el canal espinal

El tubo más exterior, que está formado por las vértebras de la espina dorsal, está formado por hueso, ligamentos y otros tejidos de tipo conectivo. Las fijaciones de la capa más externa de las membranas (la duramadre) dentro del canal óseo espinal son mínimas. Hay dos fijaciones de la cara frontal (anterior) de este tubo de la membrana duramadre a las vértebras superiores del cuello. Y hay fijaciones de la misma membrana duramadre que bajan por la parte inferior de la espalda. Estas últimas fijaciones están en la parte frontal (anterior) del hueso triangular que encaja entre los huesos de la pelvis. El hueso triangular se llama sacro. El sacro contiene en sí mismo una continuación del canal espinal que se abre a su parte posterior alrededor de tres cuartos de la bajada. La membrana duramadre tiene alguna ligadura al sacro dentro de su canal. Después sale por la abertura de la parte baja posterior del sacro y se une a la parte final, denominada coxis.

Debe saberse que según pasa la espina dorsal a través del canal espinal, existen raíces nerviosas que pasan entre cada dos vértebras desde el comienzo del cuello hasta el final de la espalda. Hay 24 vértebras apiladas que forman la columna vertebral entre el sacro y la parte inferior del cráneo en la parte de arriba. También el sacro tiene pequeños agujeros en su canal que permiten el paso de las raíces nerviosas de la médula espinal que salen antes del punto en que el extremo inferior de la membrana pasa a través de la abertura inferior del canal espinal, que se encuentra en el sacro.

Estas raíces nerviosas se ramifican a partir de la médula espinal y se extienden lateralmente hacia derecha e izquierda entre todas estas vértebras y a través de los agujeros (foramen) del sacro. El maravillosamente diseñado sistema de membranas sigue a cada una de estas raíces nerviosas un par de centímetros fuera hacia la izquierda y derecha según salen al cuerpo y realizan todas las tareas que hacen los nervios. Después de seguir cada raíz nerviosa esta corta distancia, la membrana duramadre (que como se recuerda es la capa más externa de las membranas) produce un sello impermeable de tal forma que el fluido cerebroespinal se mantiene dentro del sistema sacrocraneal. Estas terminaciones de la membrana no son tan rígidas que impidan el movimiento de la duramadre dentro del canal espinal.

Se debería saber también que el fluido cerebroespinal que hay dentro de la membrana duramadre proporciona un lubricante entre las tres capas de membrana dentro del canal espinal. Hay también un fluido lubricante sobre el exterior de la membrana duramadre entre ella y los huesos que forman el canal espinal. Esta lubricación líquida permite que las membranas se deslicen entre sí y en relación a las vértebras según realizamos las actividades normales que implican flexionar o torcer el cuerpo. Si las membranas pierden algún grado de libertad en su libre

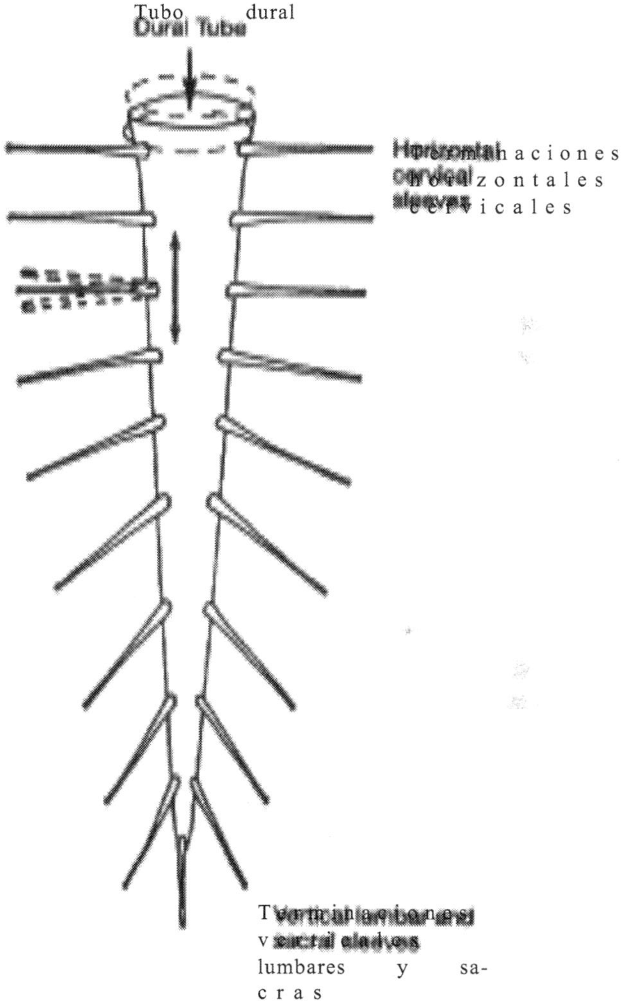

Ilustración 11:
Mecánica de las terminaciones durales, que permiten el movimiento arriba y abajo del tubo dural dentro del canal espinal

deslizamiento, gritaremos como locos y no podremos mover nuestra espalda.

Uno de los problemas de debilitamiento más serios de un deslizamiento deteriorado entre membranas es la denominada "aracnoiditis". Esta es una inflamación de la capa de membrana media (membrana aracnoidea) de las meninges. Cuando se presenta la inflamación, se está en absoluta agonía. No se puede encontrar ninguna postura de alivio del dolor, ni ningún calmante suficientemente fuerte que ayude algo - excepto alguno que haga perder el sentido. Frecuentemente, después de que la inflamación ha descendido, hay ligamentos que se desarrollan e impiden el libre deslizamiento de estas membranas entre sí. De manera que los dolores continúan siendo insoportables, pero se puede encontrar una o dos posturas que permiten estar suficientemente cómodo. No puedes moverte simplemente porque duele demasiado. Hemos encontrado que utilizando los huesos del cráneo, las vértebras superiores del cuello y el sacro y el cóccix (hueso en el extremo inferior de la espina dorsal), podemos ayudar a la curación de esta condición. Utilizando estos huesos como manipuladores naturales de la membrana duramadre, nosotros comenzamos a mover el sistema de membranas arriba y abajo en el canal espinal para restaurar la circulación del fluido entre las capas de membrana y para romper la conexión y/o adhesión entre membranas. El dolor normalmente aumenta cuando estamos en el proceso de tratamiento porque, al principio, estamos frotando ásperas capas de membrana no lubricadas unas contra las otras, y separando posibles adhesiones. Esto suena como poner papel de lija entre una de las articulaciones. Pero el resultado final es el alivio del dolor y un alto porcentaje de recuperación de la función corporal.

Otras causas que comprometen el movimiento de libre deslizamiento del canal espinal en relación con la membrana duramadre, y las capas de membrana entre sí, pueden incluir adhesiones después de una intervención quirúrgica en la médula espinal o meninges, la inyección de tintes en el canal espinal para estudios de mielografía cuando se sospecha la rotura de un disco, la colocación de una aguja en el canal espinal cuando se esta haciendo una toma espinal, y los similares. Cualquier cosa que represente una invasión dentro del canal espinal y su sistema cerrado de membranas puede producir una reducción de la movilidad de las membranas meníngeas.

Como complemento, compartiré una experiencia mía que abrió las puertas para resolver muchos dolores de cabeza. Durante nuestro trabajo en la Universidad del Estado de Michigan investigando el sistema sacrocraneal y su evaluación y tratamiento, estuvimos midiendo el movimiento de los huesos del cráneo de monos vivos, pero anestesiados. Se podía observar muy bien el movimiento de los

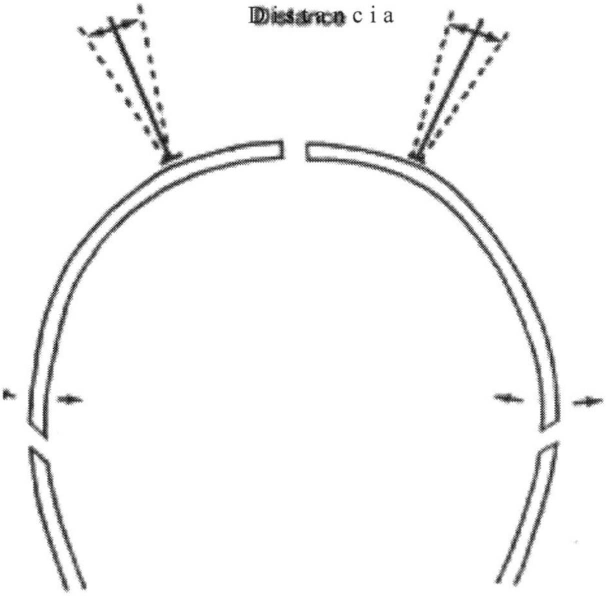

Ilustración 12: Equipo experimental que demuestra el movimiento de los huesos del cráneo en monos.

huesos del cráneo y estuvimos registrándolo. Durante este trabajo tuve la idea de probar si estabamos frente a un sistema hidráulico único y continuo desde el cráneo hasta la rabadilla. Sabíamos que la membrana duramadre continuaba desde la cabeza hasta la rabadilla, pero había una fuerte unión en el foramen magnum (gran abertura) en la base del cráneo. ¿Teníamos aquí la separación que nos permitiría tener dos sistemas hidráulicos separados funcionalmente?. Si era así, un sistema estaría por encima del foramen magnum y el otro por debajo en el canal espinal.

Teníamos nuestros monitores sobre dos huesos (parietales) en la parte superior del cráneo de los monos. Estos aparatos estaban montados directamente sobre los huesos del cráneos a través de unas incisiones muy pequeñas, una en cada lado de la cabeza del mono. Todo lo que tenía que hacer para probar la cuestión de si teníamos o no dos sistemas hidráulicos era aplicar una pequeña presión sobre la rabadilla del mono utilizando el extremo de mi meñique. En un instante, el movimiento de los huesos del cráneo del mono se paró por la presión que yo estaba aplicando sobre su rabadilla. La presión aplicada por mi dedo era suficiente como para superar el poder de la producción de fluido que circula en el sistema sacrocraneal del mono. El mono estaba en una silla especial de anestesia diseñada para mantenerlo en posición sentada. El extremo de mi dedo empujó su rabadilla con una fuerza parecida a la de levantar cien gramos antes de que el movimiento de los huesos del cráneo parara. Encontré que podía parar y arrancar el movimiento de sus huesos craneales a voluntad pulsando ligeramente su rabadilla.

Entonces supe que si se cae sobre la rabadilla, doblado hacia delante y se permanece así,

esta situación puede poner al sistema de membrana duramadre en una tensión extra dentro del canal espinal. Esta tensión de la membrana incrementada mecánicamente, junto con el compromiso resultante en los trabajos hidráulicos del sistema sacrocraneal, puede causar dolores de cabeza. ¿Quien podría creer que una caída de espaldas sobre la rabadilla pudiera causar dolores de cabeza durante años? Yo ensayé esta idea sobre varios pacientes con dolores de cabeza. Cuando encontraba una rabadilla que estaba echada hacia delante y era capaz de devolverla a su posición normal, más de la mitad de los dolores de cabeza desaparecían allí mismo. Después, para probar la relación entre causa y efecto, volvía a empujar la rabadilla hacia delante de nuevo. Normalmente tenía que empujar la rabadilla hacia delante y tirar de ella hacia atrás varias veces, provocando que el dolor de cabeza apareciera y desapareciera en sincronía con la posición de la rabadilla, para demostrar al paciente que el dolor de cabeza procedía del otro extremo. Después de que estaban convencidos de la relación entre cabeza y rabadilla, normalmente recordaban una caída sobre la rabadilla que precedió unos meses o incluso años a los dolores de cabeza. ¿Porqué los dolores de cabeza aparecían tanto tiempo después de la caída? Sospecho que es porque, durante un tiempo, el cuerpo es capaz de adaptarse a la adversidad, pero después se fatiga y pierde su adaptabilidad por lo que aparecen los síntomas.

XXIII.

Cómo se lleva a cabo la Evaluación y el Tratamiento del Sistema SacroCraneal

Veamos ahora las formas en las que podemos acceder a esta membrana duramadre que forma la barrera/límite impermeable para el sistema hidráulico que hay en nuestro interior. Lo llamamos sistema sacrocraneal porque las mayoría de nuestros accesos a este sistema se hace a través de los huesos del cráneo, la nuca, y el sacro y el coxis (parte baja de la espalda y rabadilla).

La cantidad o volumen del fluido cerebroespinal dentro de la bolsa estanca de la membrana duramadre aumenta y disminuye rítmicamente a alrededor de 10 ciclos por minuto. Esta subida y caída del volumen de fluido debe ser acompañada por el sistema de forma que no se transmita esta alteración desordenada de su presión fluida a los elementos que contiene, sobre todo al cerebro y a la médula espinal. Estos órganos residen dentro de nuestro sistema hidráulico. El cerebro y la médula espinal son no sólo unas estructuras extremadamente delicadas cuyas funciones pueden ser alteradas por cambios anormales de presión, sino que también son muy sensibles a cambios químicos en su entorno. Pueden producirse cambios químicos desfavorables, incluyendo hiperacidez del fluido cerebroespinal, por cambios de presión de los fluidos que salen del intervalo normal. Presiones incrementadas o anormales de los fluidos pueden interferir con el suministro normal de sustancias nutritivas y la eliminación de productos de deshecho. Además, el cerebro y la médula espinal están muy relacionados con la generación y distribución de electricidad para hacer su trabajo. Los cambios de presión pueden afectar y afectan al deterioro de la conducción de corriente, así como a la producción de voltaje y capacitancia.Teniendo en cuenta estos hechos, la cuestión es: ¿Cómo esta membrana estanca duramadre acomoda los cambios rítmicos de presión de fluido?

Para los principiantes, la membrana dentro del canal espinal tiene una razonable libertad para moverse arriba y abajo dentro del canal espinal. Mis propias observaciones durante procesos quirúrgicos indican que la mayoría de las veces estos tubos de membrana duramadre pueden deslizarse verticalmente uno o dos centímetros dentro del canal espinal.

Al menos esto es cierto en la región lumbar, en donde he realizado la mayoría de mis observaciones. La región lumbar es esa parte de la espina dorsal por debajo de la caja torácica que se extiende hasta el sacro. El sacro es el hueso triangular que encaja entre los hueso de la pelvis (el iliaco) en la espalda. Parte de la acomodación del sistema sacrocraneal a los cambios de presión del fluido se produce dentro del canal espinal. Recuérdese, cuando yo paraba el movimiento del sacro del mono utilizando mi dedo, los huesos de su cráneo dejaban de moverse con el ritmo sacrocraneal. Esta observación ilustra y confirma la unidad o identidad del sistema hidráulico desde la cabeza hasta el coxis. También demuestra que la presión de fluido dentro del sistema hidráulico sacrocraneal se eleva suficientemente como para parar el movimiento de los huesos del cráneo cuando se inmoviliza el extremo inferior del sistema (final del sacro). El extremo de la cabeza del sistema probablemente no era capaz de relajarse entre las fases de llenado de fluido del sistema sacrocraneal. Claramente, parte de la acomodación se hace por el extremo inferior del tubo de la membrana duramadre dentro del canal espinal. Este tubo tiene el sacro y la rabadilla como sus mandos óseos dentro en su extremo final. Hemos aprendido como utilizar estos mandos para trabajar con el sistema sacrocraneal tanto en el proceso de evaluación como en el de tratamiento correctivo.

¿Qué pasa con el extremo de la cabeza de este sistema? He descrito anteriormente el movimiento de los huesos del cráneo. Nosotros observamos el movimiento de los huesos del cráneo en monos. Percibimos el movimiento de los huesos del cráneo de los hombres con nuestras manos. Se enseñaba en la escuela médica osteopática que hacia la pubertad (como muy tarde), todos los huesos del cráneo estaban soldados entre sí. Era como si pensáramos que tenemos un hueso sólido sobre nuestros cuellos, excepto las mandíbulas inferiores (que siguen moviéndose) y los pequeños huesecillos en las cavidades del oído medio (que vibran y se mueven en respuesta a los diversos sonidos). En otras palabras, a mi edad, mi cabeza sería sólida como la cáscara de un coco con mi cerebro en su interior. Simplemente, esto no es así. Nuestras investigaciones en la Universidad del Estado de Michigan (1975-1982) probaron sin ninguna duda que los huesos del cráneo continúan moviéndose durante toda la vida. Este movimiento es mucho más fácil de observar en bebés. Mucha gente tiene hijos o ha tenido la oportunidad de

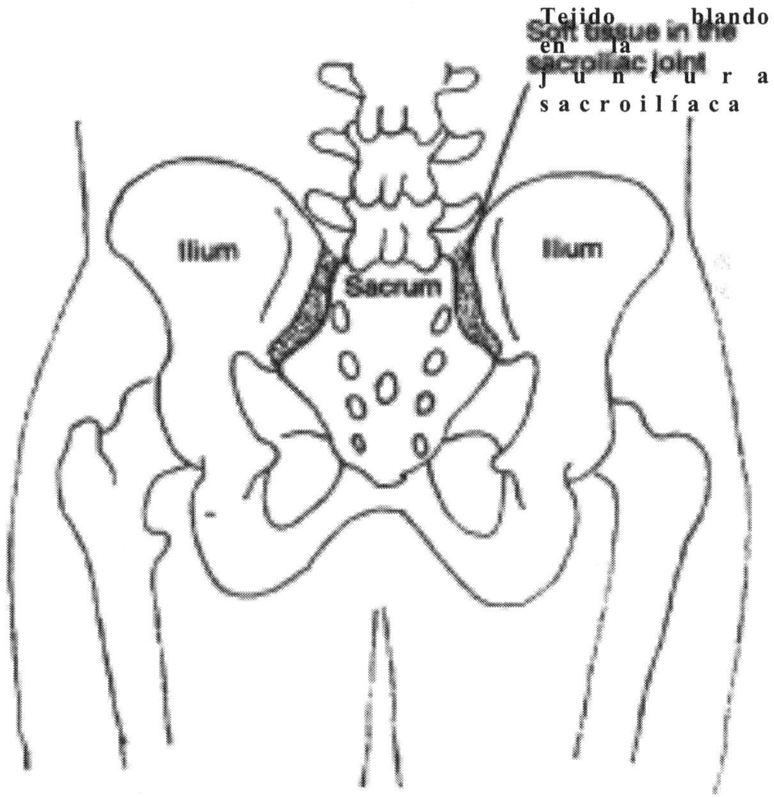

Ilustración 13:
Vista posterior del sacro entre el iliaco

observar recién nacidos. Estoy seguro que recuerdan los agujeros blandos en la cabeza de los bebés. Estos agujeros blandos se denominan más correctamente fontanelas. Realmente estos agujeros blandos son sitios en los que los huesos del cráneo no han llegado todavía a expandirse para completar la cobertura ósea que protege al cerebro de los bebés. La membrana duramadre, con su contenido de fluido cerebroespinal, es lo que se siente por debajo de la piel si se apoya suavemente el dedo sobre uno de estos sitios de la cabeza del bebé. Existe una cierta sensación temerosa y de miedo al sentir que se está tan cerca del cerebro de un niño.

El cerebro, durante su desarrollo dentro del útero, está cubierto al principio por la membrana duramadre. Después, la membrana comienza a recubrirse de hueso sobre su superficie exterior entre ella misma y los tejidos del cuero cabelludo. El crecimiento del hueso comienza en centros de crecimiento muy localizados sobre la membrana duramadre. Un sistema de huesos craneales desarrollado gradualmente que proporciona una cubierta protectora ósea completa para el cerebro. Los lugares blandos que se perciben en la cabeza de los bebés, desaparecen a las pocas semanas o meses de desarrollo del bebé. Pero los huesos no se sueldan sólidamente entre sí, como nos enseñaron en clase de anatomía. Algunos anatomistas americanos reconocen hoy en día este hecho. Los bordes de los hueso del cráneo están muy juntos e incluso de solapan unos a otros, pero durante la vida, bajo condiciones normales, continua un pequeño movimiento para acomodar el aumento y disminución de volumen y presión de fluido dentro del sistema hidráulico sacrocraneal.

Los lugares en los que los bordes de estos huesos del cráneo se unen son realmente juntas muy especializadas. Estas juntas entre los huesos del cráneo se han denominado suturas. Las suturas tienen diferentes diseños. El diseño de la sutura nos dice la clase de movimiento que realiza. Una de las suturas más importantes es la sutura sagital. Es el lugar donde se encuentran los dos huesos parietales. La sutura entre estos dos huesos va de atrás hacia delante sobre la parte superior de la cabeza. Se extiende sobre la línea media desde unos diez a quince centímetros por encima de la línea de la frente hasta ocho o diez centímetros sobre la línea final del pelo en la nuca. Esta sutura permite un ensanchamiento y estrechamiento de la cabeza que ayuda a acomodar los cambios de volumen de fluido en su interior. La sutura tiene la forma de dedos entrecruzados uno con el otro. Este diseño permite un movimiento de ensanchamiento y estrechamiento entre los dos huesos, pero impide el movimiento de desplazamiento que se produciría si uno de los huesos se fuera hacia delante y el otro hacia atrás. Este diseño de la sutura y del movimiento que permite entre los dos huesos parietales es muy similar a las juntas de expansión que se ven en puentes, carreteras, edificios, etc., todas ellas permiten los cambios de tamaño producidos por variaciones en la temperatura del aire, por el sol, por la acumulación de hielo, y los demás.

Nuestros estudios han mostrado que, en condiciones normales, todos los huesos del cráneo se mueven rítmicamente para acomodarse a los cambios del volumen de fluido dentro de la bolsa de la membrana duramadre que forma nuestro sistema hidráulico sacrocraneal. Hemos observado que las heridas y algunas enfermedades pueden provocar una pérdida de este movimiento normal de los huesos del cráneo. Hemos visto que podemos cambiar realmente la distancia entre el cielo de la boca, la anchura de la cabeza, en algunos casos la prominencia de las orejas, y a veces el nivel de los pómulos utilizando las técnicas que hemos desarrollado para manipular y corregir la "fijación" de varios huesos del cráneo.

Como la membrana duramadre es el revestimiento del cráneo (bóveda craneal) y está sujeta firmemente a la superficie interior de estos huesos del cráneo, podemos utilizar estos huesos como mandos sobre la membrana duramadre para producir cambios terapéuticos en las tensiones de la membrana y en la función intrínseca del sistema sacrocraneal.

En este momento no me sorprendería que se piense que es más bien presuntuoso pensar que van a creerme cuando digo que, en condiciones normales, los huesos del cráneo continúan su movimiento durante toda la vida. Se puede pensar que soy un egocéntrico si pido que me crean cuando rechazo las enseñanzas clásicas de los anatomistas, que están basadas en creencias que datan de hace cientos de años. Explicaré porqué digo estas teorías acerca de los huesos del cráneo y la presión de fluido.

Comenzaré por decir que: ¿Porqué los neurocirujanos o cirujanos del cerebro no han observado este fenómeno que yo observé cuando operamos el cuello de Delbert?. En primer lugar, la mayoría de las operaciones en el cerebro comienzan con dos agujeros que se practican en la cabeza del paciente. Como el revestimiento interno de los huesos del cráneo está compuesto por nuestra membrana estanca duramadre, y esta membrana debe mantener su estanqueidad para ofrecer un límite para que trabaje el sistema hidráulico sacrocraneal, los agujeros practicados rompen inmediatamente la continuidad del sistema hidráulico. Ya no hay más presión de fluido contenido que pueda subir y bajar y ser observada por el cirujano y sus asistentes y enfermeras. Se recordará que uno de los objetivos durante la operación de Delbert era evitar cortar o dañar la membrana duramadre de forma que no abriéramos una vía de infección que pudiera producir una meningitis. Mi atención personal se centró en el movimiento de la duramadre porque mi trabajo era mantenerla quieta. He empleado al menos cuarentaicinco memorables momentos de mi vida familiarizándome con estos movimientos de membrana. Aprendí por demostración lo persistentes y rítmicos que son estos movimientos. Incluso en los casos en los que la membrana se mantiene intacta, de forma que la función del sistema sacrocraneal continúa, no es muy probable que los que asisten a una operación quirúrgica noten necesariamente este movimiento de la membrana. La tensión emocional es alta durante una operación, y la atención está muy centrada en algunos puntos específicos.

Otra cuestión es: ¿Porqué la anatomía clásica enseña que las suturas están soldadas e inmóviles cuando alcanzamos la edad adulta? sospecho que la respuesta a esta cuestión es simple: hace tiempo parecía así. Verdaderamente hay pocas razones para dudar de la idea de que los bordes de los huesos del cráneo están fundidos. Los movimientos son muy leves, del orden de dos a cuatro milímetros. Estos movimientos son fáciles de parar con una pequeña presión, y son muy difíciles de observar a simple vista. Son mucho más fáciles de percibir con las manos. Ahora relataré lo que descubrimos durante nuestras investigaciones. Al principio, cuando estudiábamos los huesos y las suturas (recuérdese que una sutura es el nombre que se da a la mayoría de las uniones del cráneo) en el laboratorio de anatomía, parecía que las suturas estuvieran realmente soldadas. Después nosotros tuvimos la brillante idea de que podía ser diferente si estudiáramos pequeños trozos de sutura de pacientes vivos durante una operación de cerebro. Estos especímenes (de personas vivas) estaban congelados. No se habían tratado con preservativos químicos. Se estudiaron dentro de las doce horas siguientes a la operación. Había una gran diferencia. Las suturas de laboratorios de anatomía procedían de cráneos que habían sido conservados en formaldehído. Las estudiábamos meses o años después de haberse producido la muerte. Las suturas frescas estaban llenas de tejido elástico y colágeno, nervios y vasos sanguíneos. Estaban mucho más activas y actuaban mucho más como una articulación que permite un grado de movimiento entre los bordes de los dos huesos craneales. Las viejas suturas de los laboratorios de anatomía habían perdido indistintamente estos tejidos elásticos, nervios y vasos sanguíneos. Estos tejidos y estructuras se habían deteriorado, de forma que parecían una gran masa calcificada. No era extraño que los anatomistas no considerasen las suturas craneales como articulaciones móviles.

Hay otra experiencia que me gustaría compartir en relación con el movimiento de las suturas (articulaciones de los huesos craneales). Fui invitado a Israel durante el verano de 1978 como profesor invitado. Yo iba a continuar mi investigación con el Dr. Karni, un biofísico que había conocido en la Universidad del Estado de Michigan tres años antes. Durante mi estancia en Israel fui invitado a ofrecer una presentación a la dirección del hospital de Haifa. El asunto a tratar era la Terapia SacroCraneal y su eficacia con niños con discapacidad de aprendizaje. Yo estaba un poco nervioso porque esto era un concepto muy novedoso y más bien revolucionario. Esperaba preguntas agudas y profundas de la audiencia compuesta de médicos y científicos. Presenté mis argumentos sobre el continuo movimiento de los huesos del cráneo entre sí. Proyecté un montón de vistas microscópicas de las suturas y de todo lo demás.

No obtuve mucha respuesta. La audiencia no formuló ni una sola pregunta. Pensé que no me habían entendido. Comencé a repetir esta parte de mi conferencia. Un amigo, el Dr. Gidron, que había organizado la presentación, se dio cuenta de mi confusión. Me interrumpió amablemente y me sugirió que podría ser el momento de hacer una pausa antes de proseguir con el siguiente punto. Yo asentí. Me llevó a la biblioteca del hospital en donde cogió un libro de anatomía del Profesor Guiseppe Sperino publicado en 1920. Me preguntó si podía leer italiano. Yo contesté que no. Entonces tradujo algunas frases de este antiguo libro de anatomía que me hicieron comprender que en 1920 el Profesor Sperino afirmó que los huesos del cráneo continúan su movimiento relativo entre sí durante toda la vida excepto bajo condiciones anormales y/o patológicas. Yo había estado contando a estos expertos doctores y científicos algo que ya sabían y daban por bueno. Qué lección - habíamos reinventado la rueda en Michigan. Investigaciones posteriores mostraron que los anatomistas italianos habían decidido muchos años antes que las suturas craneales (articulaciones) permiten el movimiento entre los huesos del cráneo durante la vida. Los anatomistas Británicos habían asumido que los huesos del cráneo se fusionaban al comienzo de la edad adulta y que no se mueven ni se podrían mover uno con respecto al otro después de ese momento. Los americanos aprendimos la mayoría de nuestras teorías de anatomía de los profesores Británicos. Estos doctores y científicos israelíes habían estudiado en su mayor parte a partir de la escuela italiana. Obviamente la comunicación Inglaterra-Italia era defectuosa. Esta es una valiosa lección para tener en cuenta cuando se está buscando la verdad.

Comencé este capítulo preguntando lo que podíamos utilizar para evaluar y corregir la función del sistema hidráulico sacrocraneal. La respuesta básica aparece ahora: En principio utilizamos los huesos a los que está unida la membrana duramadre para trabajar con el sistema hidráulico sacrocraneal.

XXIV.

Otras Áreas de Aplicación de la Terapia SacroCraneal

La Terapia SacroCraneal está diseñada para ser utilizada junto con otras formas de tratamiento. Es decisión del terapeuta su utilización en cada caso particular. Frecuentemente es más bien un complemento a otras formas de tratamiento - no una alternativa.

Unas palabras acerca del entrenamiento para los enfermos. El programa Auto Cuidado es un seminario de un día específicamente diseñado para proporcionar técnicas de cuidados en casa. Los seminarios se ofrecen en el Instituto Upledger y son impartidos por practicantes locales de Terapia SacroCraneal. Los programas se ofrecen en EE.UU., Canadá, Europa, Nueva Zelanda y Japón.

Condiciones Infecciosas Sistémicas Agudas.

La técnica de punto parado (CV-4) enseñada en el seminario Auto Cuidado es extraordinariamente valiosa para ayudar a reducir fiebres y ayudar a los enfermos a pasar la fase de crisis de las enfermedades infecciosas, incluyendo sarampión, varicela, gripe y las similares. Normalmente el punto parado se repite dos o tres veces sucesivas. La fiebre debería bajar a la hora siguiente al tratamiento. La fiebre normalmente no vuelve. Esto indicaría un cambio o inversión en el proceso de la enfermedad. Si la fiebre sube de nuevo, se repite el procedimiento del punto parado. El CV-4 afecta al sistema nervioso autónomo y mejora el movimiento de fluido. Utilizado junto con un tratamiento convencional y medidas de mantenimiento, el CV-4 frecuentemente acelera el proceso de recuperación.

Infecciones Localizadas, Esguinces, Distensiones, Golpes y Contusiones

Durante siglos los niños han pedido a sus madres que les "curaran las pupas". Nosotros hemos visto que se pueden conseguir efectos drásticos con una muy refinada versión de lo que hacen las madres instintivamente. Nosotros utilizamos la técnica de "direccionamiento de la energía". (Esto también se enseña en el seminario Auto Cuidado).

Básicamente, la técnica de direccionamiento de la energía es muy simple. Se coloca una mano sobre la parte del cuerpo opuesta a la de la contusión, corte, quemadura, absceso, esguince, distensión, infección o golpe. Se apuntan los dedos de esa mano hacia el problema, de forma que dirijan la energía hacia allí. Estos dedos (uno, dos, o tres de ellos) formarán normalmente un ángulo recto con la superficie de la piel que están tocando. Ahora se forma una copa con la otra mano sobre el problema de manera que los bordes de la mano toquen la parte que bordea el mismo, pero no toquen al problema directamente. Se imagina una fuerza viajando desde la primera mano a la otra. El área dolorida comenzará a latir según la energía viaja de una mano a la otra. Después de unos pocos minutos los latidos disminuirán y el área se suavizará y comenzará a mejorar. El proceso se repite dos o tres veces al día hasta que los síntomas mejoran y los tejidos afectados también. Pensamos que este procedimiento es un envío de refuerzos que ayudan a las defensas naturales y procesos de curación del cuerpo.

La técnica de direccionamiento de la energía se usa también bastante eficazmente en conjunción con técnicas de equilibrio tejido-tensión para esguinces y distensiones agudas. La parte del cuerpo se mueve hacia atrás según el patrón posicional de la lesión hasta el punto de liberación. Es como ver una película al revés. En la posición en la que puede liberarse la lesión, el ritmo sacrocraneal se detiene, y los tejidos se ablandan según se disipa el patrón de energía de la lesión. Después el ritmo sacrocraneal comienza de nuevo y se vuelve normal.

El ritmo sacrocraneal puede también evaluarse sobre el cuerpo entero para descubrir la existencia de otros lugares lesionados menos obvios que pueden estar contribuyendo al esguince o distensión que aparece. Los síntomas no siempre aparecen en el lugar en el que subyacen los problemas. Si el esguince o la distensión no se curan rápidamente con las técnicas de direccionamiento de energía, puede ser necesaria una radiografía y un examen posterior por un médico.

Síndrome de Dolor Crónico

Los problemas de dolor crónico responden bien a la combinación de técnicas de direccionamiento de energía y otras técnicas SacroCraneales que se han descrito previamente. Nosotros combinamos frecuentemente el enfoque SacroCraneal con la Liberación de Nudos de Energía, la Liberación SomatoEmocional, Imagen Terapéutica y Diálogo y principios de Acupuntura en casos graves.

Artritis

Muchos tipos de artritis responden bien a un tratamiento completo pluri-disciplinario. Frecuentemente empleamos acupuntura, nutrición y manipulación tradicional como un programa general. Hemos observado una buena respuesta cuando un miembro de la familia utiliza la técnica CV-4 sobre el paciente en casa diariamente. La técnica se enseña fácilmente a la persona cuidadora. Requiere unos quince minutos al día. La técnica CV-4 mejora el sistema inmune y la eliminación de deshechos tóxicos del cuerpo. Es buena para todos.

Desórdenes Emocionales

Algunos desórdenes emocionales responden muy bien a la Terapia SacroCraneal. La depresión se alivia normalmente con un grupo de tres técnicas de descompresión SacroCraneal. Una de ellas se aplica en la parte baja de la espalda y las otras dos se aplican sobre zonas específicas de la cabeza. Debido a la especificidad del tratamiento, es mejor dejarlo en manos de un terapeuta que haya estudiado terapia Sacrocraneal y haya obtenido una buena de experiencia manual.

La ansiedad no parece responder a patrones definidos. La técnica del punto parado (CV-4) ayuda mucho a aliviarla temporalmente, pero se deben resolver las causas establecidas profundamente. La técnica CV-4 es comparable a tomar una pastilla. Alivia temporalmente, pero no resuelve el problema. La Liberación SomatoEmocional llegará frecuentemente a la fuente de la ansiedad.

Escoliosis

La escoliosis tiene muchas causas posibles. Algunas de ellas son resolubles por Terapia SacroCraneal y otras no. Antes de que se pueda predecir la respuesta, la causa tiene que conocerse. Las técnicas utilizadas en Terapia SacroCraneal y sus enfoques terapéuticos relacionados ofrecen medios excelentes para descubrir esas causas encubiertas de curvatura espinal. Una vez que se conoce la causa, se puede considerar la forma de tratamiento adecuada.

Problemas de Oído

Las infecciones crónicas del oído medio responden excelentemente a la Terapia SacroCraneal. El tinnitus (pitido en los oídos) responde moderadamente bien. Es más difícil predecir los resultados en tinnitus que en otros problemas de audición.

Episodios Isquémicos Cerebrales (pequeños ataques)

Los episodios isquémicos cerebrales responden muy bien a tratamientos semanales de Terapia SacroCraneal. Hemos observado grandes mejoras en pacientes con pérdida de memoria, sincopia (flojera) y parentesia (sensación extraña en los miembros del cuerpo).

Perturbaciones Visuales

Algunos problemas visuales y de movimiento de los ojos (control) responden de manera excelente a la Terapia SacroCraneal y algunos otros no, depende de la causa. La nistagmia es una condición en la que los ojos no pueden permanecer quietos. He tenido éxito en alrededor del veinticinco por ciento de estos casos. El estrabismo es el nombre técnico de torcer los ojos. Cuando el problema se debe al control nervioso del músculo del ojo, obtenemos más de un cincuenta por ciento de mejoras completas. El glaucoma se debe a muchas causas (recuérdese el caso de la mujer que no quería ver la infidelidad de su marido, de su madre, etc...) y cada una tiene que ser considerada individualmente. Hemos obtenido resultados razonablemente buenos con mejora de la agudeza visual. A veces hay una mejora importante y a veces no se produce ningún efecto. Depende de la razón que causa el problema.

XXV.

Gracias TSC-LSE

Este capítulo, escrito en febrero de 1997, es una actualización del texto original de este libro, el cual fue escrito en 1990. Mi trabajo con el sistema sacrocraneal comenzó a principios de los años setenta. Como me fui involucrando más profundamente con el sistema durante los años, mantuve mi mente y mi pensamiento abiertos a procesos innovadores. En este capítulo he descrito algunas de las direcciones en las que he proseguido mi trabajo, lo que creo que debo en parte, si no enteramente, a mi involucración con el sistema sacrocraneal, su evaluación y su tratamiento.

El mayor reto es la capacidad de adaptación requerida para trabajar en tantas áreas al tiempo. Es una buena lección mantenerse abierto a muchos enfoques diferentes. Eso requiere delegación de responsabilidad, lo que a su vez requiere tener capacidad para confiar. A través de los procesos que han entrado en mi vida desde mis primeras experiencias con el sistema sacrocraneal, he aprendido que confiar es la respuesta a muchas ansiedades y preocupaciones de la vida. Es lo que permite dormir por las noches cuando hay muchas cosas pendientes. Cosas que, sin confianza, pueden provocar preocupación e insomnio.

Practicando la Terapia SacroCraneal se aprende a confiar. Se aprende a confiar en el sistema sacrocraneal, se aprende a confiar en la sabiduría interna del paciente o cliente, y se aprende a confiar en uno mismo como facilitador de la terapia. Este trabajo con TSC-LSE también requiere que se reconozca que a veces el ego nubla el juicio. Es preciso dejar el ego aparte.

Describiré algunas de las maravillosas observaciones y sucesos que han ocurrido desde que se publicó la primera crónica de este diario.

Tratamiento con Múltiples - Manos / Múltiples - Terapeutas

En nuestro trabajo denominamos a esto simplemente técnica de "múltiples manos". Lo que significa esto es que hay al menos dos terapeutas trabajando al mismo tiempo sobre un solo paciente/cliente. Muy frecuentemente, hay tres o cuatro terapeutas trabajando como un equipo. Hay veces en las que hemos trabajado hasta diez terapeutas sobre una sola persona.. Sin embargo, más frecuentemente, múltiples manos significa tres o cuatro terapeutas, lo que se traduce en seis u ocho manos terapéuticas.

Llegué a la conclusión del tratamiento de múltiples manos mediante la práctica de mis métodos de enseñanza. Como la Terapia SacroCraneal es una modalidad de imposición de manos, me parecía que la mejor forma de enseñar sería tener las manos de los estudiantes sobre el cuerpo del paciente/cliente mientras yo trabajaba, de forma que el estudiante pudiera aprender a sentir y experimentar los cambios corporales que estaban ocurriendo en respuesta a mis aplicaciones de técnicas de Terapia SacroCraneal. La situación era la inversa cuando llegaba el momento de evaluar el nivel de conocimientos del estudiante. Yo podía pedir al estudiante que realizara un grupo dado de técnicas de Terapia SacroCraneal mientras yo observaba las respuestas corporales del paciente a los esfuerzos de los estudiantes.

Pronto este juego evolucionó hasta el nivel en el que yo comenzaba a pedir a los estudiantes que realizaran ciertas técnicas que complementaran mi propio trabajo con el paciente al mismo tiempo. Comencé a darme cuente de que el trabajo era mucho más efectivo y eficiente cuando pedía a los estudiantes que contribuyeran en vez de que solamente observaran.

Hoy (principios de 1997), el trabajo de múltiples manos ha evolucionado hasta el nivel en el que los practicantes avanzados de Terapia SacroCraneal trabajan juntos sobre pacientes de una forma casi telepática. Puede que se digan muy pocas palabras, pero cada miembro del equipo terapéutico siente lo mismo, y el trabajo de cada terapeuta casi siempre es complementario al esfuerzo total del equipo. Muy a menudo, un terapeuta es el "líder del equipo". Esto significa que, si surge una cuestión de protocolo de tratamiento, dicho líder de equipo tiene la última palabra. Los desacuerdos entre los terapeutas cuando están trabajando en grupo de múltiples manos son muy raros. Los egos son subordinados definitivamente cuando pueden surgir diferencias en un enfoque o juicio. Normalmente, una o dos palabras son suficientes para resolver las diferencias que puedan surgir.

Ha quedado también claro después de los años que no es necesario de ninguna manera que los practicantes se conozcan entre sí antes de que comience la sesión de tratamiento. Esto es frecuente en el caso de mi propia experiencia, ya que yo dirijo muchos seminarios para grupos de cinco o diez participantes. Esos individuos pueden haber llegado de diferentes partes del país. Frecuentemente pueden ser incluso de diferentes países. Esto puede constituir una barrera lingüística, pero no parece importar demasiado. Normalmente, a los cinco minutos, los terapeutas de ambientes y experiencias más divergentes estarán trabajando como uno solo. Esto me recuerda frecuentemente los días en los que yo trabajaba como pianista de jazz para ganar dinero y costearme los estudios. Muy frecuentemente, cuando íbamos a tocar en un club o tocábamos para bailes, tres o cuatro de nosotros podíamos encontrarnos por primera vez cuando quitábamos las fundas a nuestros instrumentos y nos preparábamos para "sintonizar". Tocaríamos juntos durante las próximas cuatro o seis horas. Al final de la noche sentíamos como si nos conociéramos desde hace años. Normalmente, hacia la mitad del primer tema, todos estábamos ya en la misma onda musical. Si uno del grupo no alcanzaba la misma onda al final de las primeras dos o tres canciones, lo más probable era que nunca lo hiciera y/o que sus gustos musicales no fueran aceptables para el resto del grupo. Si esto ocurría, el resto de la noche era "cubierta" para el músico que no encajaba.

Una relación similar se desarrolla en las sesiones de Terapia SacroCraneal de múltiples manos. Sin embargo, creo que en los grupos de Terapia SacroCraneal la unión es más fuerte, se desarrolla más rápidamente, hay menos terapeutas que simplemente no "sintonicen" con el resto del grupo, y las comunicaciones "telepática" y "energética" en el grupo de Terapia SacroCraneal son mucho más fuertes y abundantes que en los grupos musicales en los que he participado.

¿Porqué hacemos trabajo de tratamiento en grupo de múltiples manos? La razón principal es que los pacientes/clientes mejoran más rápida y eficazmente en forma logarítmica. Yo creía que trabajando solo, podría hacer todo lo que podía hacer un grupo trabajando con múltiples manos. Ya no lo creo. He visto evoluciones de casos con pacientes/clientes que estoy seguro que no habría logrado trabajando solo, no importa cuanto tiempo hubiera trabajado.

Hay un par de razones por las que el trabajo de múltiples manos/múltiples terapeutas es mucho más eficaz. Una es que las habilidades de cada uno de los terapeutas parece diseminarse en el grupo. Cada uno de nosotros es más consciente y más hábil trabajando en grupo que trabajando solo. Como si se "compartieran los conocimientos" y cada uno de los terapeutas pudiera obtener la sabiduría del grupo. De esta manera, el nivel de habilidad no se incrementa simplemente de forma aritmética. Se incrementa al menos geométricamente, o logarítmicamente. Esto mismo parece suceder con la energía y la intención del grupo. A veces, el efecto de múltiples manos trabajando parece casi milagroso. Yo estoy seguro que si el mismo paciente/cliente fuera tratado por cada uno de los terapeutas de forma individual, uno después del otro, el efecto terapéutico de la secuencia de tratamientos individuales, sería mucho menor que el efecto de la sesión de múltiples manos.

Claramente, las sesiones de tratamiento de múltiples manos cuestan más dinero al principio, pero creo que este tipo de trabajo es menos costoso a largo plazo. Es ideal para los problemas crónicos y difíciles que han hecho fracasar a los métodos normales de tratamiento.

TSC-LSE y DTPT
Terapia SacroCraneal - Liberación SomatoEmocional y Desorden de tensión Post - Traumática

Casi desde el comienzo de mi relación con la Terapia SacroCraneal (TSC) y la Liberación SomatoEmocional (LSE), comencé a ver resultados positivos y verdaderamente importantes en pacientes/clientes que tenían pesadillas, alucinaciones, incapacidad de concentración, recuerdos intrusivos retrospectivos, inconsciencia y los similares. Casi invariablemente durante sesiones de tratamiento de TSC-LSE, la gente liberó grandes cantidades de energías extrañas y restrictivas de sus cuerpos.

Con bastante frecuencia ellos volverían a experimentar incidentes traumáticos cuando volvían a experimentar el trauma. A veces ellos rememoraban el trauma más tarde. La rememoración podía ocurrir en un sueño durante esa misma noche o podía aparecer completa o en varias partes, un día, un mes, o incluso un año más tarde. Lo más frecuente es que ellos rememoraran conscientemente o bien durante la sesión o al día siguiente. Era bastante común que estos recuerdos aparecieran como un impacto emocional moderado. Parecía como si la liberación de la energía corporal tomara una cantidad significativa del poder de los recuerdos traumáticos.

Uno puede teorizar si el recuerdo del incidente traumático era suprimido totalmente o no por una parte de la mente cuyo propósito era evitar al paciente/cliente el recuerdo insoportable del incidente. Sin embargo, el coste de la supresión era alto y la supresión no era completamente eficaz, como se evidenciaba por las pesadillas, etc.

Después de estas sesiones de liberación de energía y la llegada a la consciencia de los incidentes traumáticos, los síntomas se reducían y las mejoras en la calidad de vida y la capacidad de concentración eran muy notables. Según mi propia experiencia, paciente tras paciente han seguido el mismo proceso. Siguieron la terapia de TSC-LSE y les alivió de las pesadumbres que llevaban. Se debe subrayar que yo no indicaba ni sugería que las experiencias traumáticas fueran la causa del problema de ninguno de estos pacientes. Los alivios y recuerdos vinieron del interior de los pacientes sin que fueran forzados por mí. Cuando las imágenes comenzaban a aflorar yo animaba verbalmente el proceso diciendo cosas tan simples como "vamos", "sigue así", "estoy contigo", y similares. Quería que supieran que no estaban solos y que lo estaban haciendo muy bien.

Después de que tuve muy claro que este proceso de TSC-LSE era bastante eficaz, comencé a enseñarlo a los estudiantes de TSC más avanzados. Obtuvimos informes de tratamientos exitosos con víctimas de violación, víctimas de cultos satánicos, víctimas de abusos con menores, supervivientes de fenómenos catastróficos, etc. Durante este mismo periodo se estaba formalizando y aceptando el concepto de Desorden de Tensión Post-Traumática (DTPT) como un desorden de la función cerebral o psicoemocional. Parecía que estábamos tratando estos pacientes con DTPT con un grado significativo de éxito.

Un pequeño estudio estadístico reveló que habían estado en la guerra de Vietnam más de 2,5 millones de soldados americanos. De este grupo, alrededor de 500.000 estuvieron en combate activo. En el momento en el que estábamos haciendo nuestros estudios, se suponía que quizás 250.000 de estos soldados padecían todavía los síntomas de DTPT. Estos síntomas incluían pesadillas frecuentes y repetitivas, rememoración de imágenes provocada por una gran variedad de estímulos, incapacidad para sentir emociones, incapacidad para mantener relaciones emocionales, sentimientos de sospecha y paranoia, hostilidad (a veces incontrolable), y un estado de alerta continua que se manifestaba frecuentemente como un estado permanente de posturas defensivas de violencia, depresión, disfunción sexual, alienación social, abuso y adición a las drogas, y con todo eso, por supuesto, había un alto porcentaje de abuso marital y divorcio. Estudios más recientes realizados por la Administración de Veteranos en 1996, reflejan que los hospitales y clínicas de AV tienen en la actualidad alrededor de 26.000 pacientes en tratamiento terapéutico. Estos pacientes tenían más de 300.000 visitas de enfermos de otros ambulatorios. Los resultados han sido pobres en términos de reducción de los síntomas y/o rehabilitación, o reintegro en la sociedad.

A partir de la descripción anterior, se puede ver la situación y la necesidad.

Decidí que teníamos que someter a prueba el proceso de tratamiento TSC-LSE. Teníamos contactos con un veterano del Vietnam que estaba sufriendo severos problemas de DTPT. Además él convenció a otros cinco afectados por el DTPT para participar. Cuatro de ellos habían estado en programas de tratamiento de la AV durante algunos años. Los otros participantes no habían aceptado el tratamiento de la AV voluntariamente, pero padecían profundamente.

Preparé un programa de tratamiento intensivo de dos semanas que tuvo lugar en marzo de 1993. Utilizamos 18 terapeutas para los seis pacientes. Comenzábamos a trabajar todos los días a las 10 y tratábamos a cada veterano con TSC-LSE tanto tiempo como nos parecía apropiado. Normalmente el tratamiento duraba hasta las 5 ó las 6 de la tarde. Teníamos alojados a los seis veteranos en un pequeño motel frente al mar junto con seis terapeutas que habían venido desde muy lejos para participar.

No profundizaré en detalles del proceso de tratamiento en este momento ya que podría llevarme otro libro. Baste decir que los seis lo hicieron extraordinariamente bien. Grabamos entrevistas individuales realizadas por un psiquiatra neutral al comienzo y al final del programa de dos semanas. Hicimos un buen seguimiento de los seis durante un año. Y todavía estamos en contacto con tres de ellos periódicamente, después de tres años. Ahora cuatro de los veteranos son buenos empleados y se sienten bien. Uno murió en un accidente de automóvil cuanto volvía de asistir a un seminario de Terapia SacroCraneal. El había decidido intentar ser practicante de TSC y trabajar con otros veteranos con DTPT.

Habría sido fabuloso en su trabajo. El otro veterano todavía tiene algunas recaídas con el alcohol. Pero no utiliza ninguna otra droga, ni ha intentado suicidarse desde que asistió al programa de tratamiento. Antes de nuestro programa de tratamiento había tenido tres graves intentos de suicidio y consumía cocaína regularmente, también consumía heroína de forma ocasional.

El TSC-LSE como una modalidad de tratamiento para una de las peores manifestaciones de DTPT ha superado con éxito las pruebas preliminares. Hoy en día, estamos tratando de encontrar patrocinadores para más programas de tratamiento, y tan pronto como sea posible, un programa de formación para terapeutas que estén interesados. Las dos semanas de tratamiento son de un trabajo muy intenso. El trabajo con múltiples manos con el enfoque TSC-LSE es esencial. Todo esto lo hace parecer muy caro. Por otra parte, me pregunto lo que habían costado todos los tratamiento previos a los que se habían sometido los cuatro veteranos sin haber encontrado solución antes de haber participado en nuestro programa. Se que no ha costado mucho. Necesitamos patrocinadores para implementar y continuar este programa. ¡Necesitamos ayuda!

La cámara de flotación (CAS)

En el verano de 1984 un amigo me invitó a tener una sesión en una cámara de aislamiento sensorial (CAS) que él había instalado en el salón de su residencia en un octavo piso mirando al océano. Yo había leído algo acerca de las cámaras de aislamiento en algunos escritos del Dr. John Lilly algunos años antes. Acepté la invitación y, después de haber sido suspendido boca abajo por mis pies en su aparato de inmersión durante 20 minutos, tomé una ducha para eliminar la grasa de la piel y el sudor. Después fui colocado dentro de una cámara que parecía más bien un espacioso féretro, cerrado y todo. No he olvidado nunca la extraña sensación de flotación cuando introduje mis pies en el fondo de la cámara y anduve dentro del tanque. Literalmente tenía que empujar mis pies hacia el fondo del tanque. El agua en el interior de la cámara tenía unos cincuenta centímetros de profundidad. Ofrecía una extraordinaria flotación puesto que era una solución de sal de Epsom (sulfato de magnesio) concentrado al 50 por ciento.

Mi amigo me instruyó para que simplemente me tendiera de espaldas sobre el líquido y me relajara, pero teniendo la precaución de que no cayera líquido en mis ojos porque me quemaría. También descubrí que una gota o dos de sal de Epsom en la boca no sabían nada bien. Era divertido. Me tendí sobre el agua. Inmediatamente sentí la libertad que proporciona al cuerpo la neutralización virtual de la fuerza de la gravedad, y la libertad de la fricción a la que está sometida la piel cuando uno intenta adoptar una postura diferente como cuando está tendido en la cama, un colchón, el suelo, etc. Podía sentir cómo mis músculos se relajaban casi inmediatamente. Muchos de estos músculos que, desconocidos para nosotros a nivel consciente, están constantemente trabajando para equilibrar las fuerzas gravitatorias cuando nos levantamos, nos sentamos, caminamos, giramos, bailamos, etc.

Después mi amigo cerró la compuerta de la cámara. La oscuridad fue total. No había ningún sonido excepto los que yo podía producir salpicando un poco el agua, o con mi propia voz. También escuchaba los sonidos de los movimientos peristálticos de mi tracto intestinal cuando me acostumbraba a este ambiente sin gravedad. Escuché mi propia respiración, y un poco más tarde, los latidos de mi corazón.

Esta consciencia de mí mismo y de las partes y funciones de mi cuerpo me llevaron a un "estado alterado" de profunda relajación. El tiempo no contaba para mí, simplemente comenzaba a existir. En algún lugar de mi cuerpo comenzaba a hacer movimientos de pez, como si mi pelvis y mis piernas fueran la parte inferior de un pez moviendo su cola de un lado al otro. Este movimiento era agradable y fácil. El neurofisiólogo que hay en mí explicaba estos movimientos como una expresión de lo que llamamos "inervación recíproca". El principio aquí es que, cuando el tronco se dobla hacia un lado en una dirección pasando un cierto umbral, los músculos del otro lado del tronco se contraen. Al hacer esto, los impulsos nerviosos se desvían del lado que está doblado, y esos músculos se relajan. El tronco entonces se dobla en la dirección opuesta hasta que se sobrepasa el umbral de flexión lateral. Los impulsos nerviosos se desvían de nuevo al lado opuesto, provocando contracción del músculo y flexión lateral en esa dirección.

La actividad bilateral funcionaba de forma muy perezosa y relajada. Cada flexión parecía conseguir una relajación mayor en los músculos de mi tronco.

A veces mis vértebras hacían sonidos muy semejantes al que se escucha cuando se realiza una manipulación de la espina dorsal. Era una experiencia maravillosa. Mi amigo abrió la compuerta demasiado pronto y me encontré de nuevo fuera del tanque de vuelta a las tensiones gravitacionales y a las luces y sonidos invasores. Había permanecido en la cámara de aislamiento durante una hora y veinte minutos. Mi cuerpo se sentía suelto y flexible. Sin embargo, según andaba, me duchaba, me vestía, etc., podía sentir como aparecían de nuevo algunos de los viejos patrones tensionales al recomenzar la lucha con la gravedad.

¿Qué tiene esto que ver con la Terapia SacroCraneal? Ante todo, la Terapia SacroCraneal profunda crea frecuentemente sensaciones similares de relajación en el cuerpo. También, frecuentemente, lleva al paciente/cliente a un estado más bien alterado de inconsciencia que es muy relajante y, yo creo, al momento de la curación. La cuestión se me planteó hace tiempo, pero no fue hasta 1990 cuando tuve el tiempo y los recursos para considerarla seriamente: ¿Que pasa si se combina Terapia SacroCraneal con una experiencia en una cámara de flotación?

Después de visitar unas pocas compañías, encontré una que construiría una cámara de acuerdo a mis especificaciones. Yo quería un área de trabajo en su interior en la que se acomodara el paciente/cliente tendido sobre el agua, y sitio para hasta seis terapeutas trabajando sobre dicha persona. Construimos una cámara que tenía dos metros de ancha y tres de larga. Tenía un nivel de agua de hasta setenta y cinco centímetros. Estaba construida de tal forma que podía estar aislada del ruido y de la luz, según se quisiera. La solución de sal de Epsom se mantenía a una concentración del 50 por ciento. El agua se mantenía a una temperatura constante de 35,5 grados Centígrados. El agua se filtraba y se trataba con ozono diariamente.

Trabajamos con unos pocos pacientes que habían sufrido golpes, daños en la cabeza y en la médula espinal. Todos estaban paralizados en algún grado. Mi presentimiento es que la gente paralizada que padece problemas cerebrales o de médula espinal probablemente también recibe alguna contribución a su estado de parálisis de los músculos que han estado espásticos, dañados, hipertónicos ó inutilizados. Nuestra intención era trabajar con el sistema sacrocraneal mientras se permanecía en la cámara de aislamiento. Esto nos permitiría trabajar con los músculos, articulaciones, ligamentos, aponeurosis, etc., en un ambiente virtualmente libre de gravedad y de rozamiento. Nuestros resultados fueron muy alentadores. Parecía verdad que parte de la condición de parálisis se autoperpetúa por el sistema periférico musculoesquelético, aunque el cerebro y la médula espinal puedan mejorar. Éramos capaces de encontrar áreas muy sutiles de "activación" con el paciente/cliente flotando en la cámara que nunca habríamos encontrado bajo la influencia de la gravedad. Cuando encontrábamos estas áreas y liberábamos la espasticidad en ellas, observabamos normalmente una mejora significativa en la función y en el confort del paciente.

También tratamos a pacientes/clientes con adherencias post-operación en el abdomen, en el pecho después de cirugía de un bypass coronario, y en las piernas y en las ingles, de donde se extraían las venas utilizadas como material para la operación del bypass. En estos casos de adherencia éramos capaces de localizar exactamente los lugares de las adhesiones y de resolverlas utilizando la flotabilidad del agua como una herramienta terapéutica. Para las adhesiones internas del abdomen, frecuentemente simplemente manteníamos la pelvis del paciente forzadamente en el suelo de la cámara. La flotabilidad proporcionada por la solución acuosa parecía forzar a los órganos internos a intentar flotar hacia la superficie del agua incluso cuando están dentro del cuerpo. Utilizábamos esta tendencia a la flotación como una especie de tracción aplicada internamente. Colocando el cuerpo de forma correcta, observábamos resultados clínicos que indicaban que las adherencias se habían corregido.

Según progresábamos en nuestra exploración, encontramos que utilizábamos cada vez menos los aislantes contra el ruido y la luz, y al final no los utilizábamos nunca. La Terapia SacroCraneal estaba produciendo un estado relajado que era más eficaz que el provocado por el silencio y la oscuridad. La eliminación de los aislamientos permitió a los terapeutas trabajar más eficazmente.

Nuestra cámara ha sufrido recientemente algunos problemas de deterioro, de forma que no está en funcionamiento en la actualidad. La echamos mucho de menos, y estamos diseñando una nueva. Será un poco más grande porque utilizamos frecuentemente a cinco o seis terapeutas con un paciente/cliente para obtener los resultados máximos. Hemos encontrado que es importante que tenga mayor capacidad para ofrecer más libertad de movimientos. Los pacientes/clientes que tienen parálisis espástica durante un periodo significativo de tiempo se benefician de una especie de proceso de "libertad de movimiento" durante el tratamiento. No nos preocuparemos por el aspecto de aislamiento de la cámara de flotación. Lo que realmente ayuda es un equipo de múltiples manos en agua templada con sal Epsom que permita eliminar la gravedad de la ecuación. También sospechamos que la abundancia de iones magnesio en la solución tiene un efecto positivo.

Al igual que en el trabajo de múltiples manos, el coste utilizando la cámara de flotación es más alto, pero los resultados son mejores y más rápidos. De esta forma, el paciente/cliente tiene a la larga menores gastos de curación.

Tomar tierra

Tomar tierra tiene muchos significados. En la jerga de los trabajadores de la salud, tomar tierra significa limpiar la mente de pensamientos intrusos y extraños, conseguir centrar y sincronizar las energías. Significa focalizar lo que se va a hacer con el paciente/cliente que se tiene delante.

Aquí yo utilizo "cuerpo" refiriéndome al cuerpo humano, no al de cualquier otra cosa. En física y electricidad, tomar tierra significa algo diferente, pero es quizás parecido. Significa la utilización de un conductor tal como un cable para llevar carga eléctrica a la tierra. Este es el principio de los luminosos y otros aparatos eléctricos. Poco me imaginaba que iba a utilizar ambos tipos de "toma de tierra" sobre ciertos pacientes. Yo siempre empleo algunos segundos para hacer el primer tipo de toma de tierra al entrar en la sala para una sesión de tratamiento. No sospechaba que iba a realizar una toma de tierra en el sentido electrofísico de la palabra con alguno de estos pacientes.

Aquí está la explicación: hace unos cinco años vino a verme un juez que había sufrido un fuerte calambre en un cortocircuito. Sufría dolores de cabeza intratables. Realicé una evaluación corporal completa repetidas veces, y siempre aparecía un exceso de energía en la médula espinal y/o la espina dorsal. No podía encontrar nada más. Y no parecía una típica restricción del movimiento. Todo parecía desorganizado e hiperactivo. La única vez que había sentido una energía de esta magnitud antes fue en un joven que se había electrocutado con un cable a 220 voltios. El permaneció en coma durante algunos días y en el hospital durante una semana. Le vi durante mi trabajo de investigación en la Universidad del Estado de Michigan. Su energía también estaba desorganizada e hiperactiva. Era como si estuviera por todo su cuerpo. Tampoco podía localizar el problema como en el caso del juez.

Según recuerdo, yo tuve solo dos pacientes más de electrocuciones entre este joven y el juez. Lo hice realmente bien, simplemente tratando de drenar su exceso de energía a través de mi propio cuerpo. En ambos casos las sintomatología mejoró, sobre todo el dolor de tipo artrítico, en un 50 ó 75 por ciento. Pero yo sabía que éste era un método de tratamiento muy poco eficaz. También me dejaba exhausto, y yo tenía muchos dolores durante algunas horas después de cada tratamiento.

El juez no se había electrocutado y la energía estaba esencialmente en una línea desde su coxis hasta el extremo de su cabeza. En términos de alivio de dolor de cabeza, estabamos en un punto sin salida. Entonces él dijo las palabras mágicas, "parece como un electroshock, un rayo de luz que va desde mi coxis a mi cabeza cuando ésta me duele. Y nunca se cuándo va a suceder".

Yo creo en mi intuición, y algo me dijo que le conectara a tierra en el sentido electrofísico. El tenía un severo dolor de cabeza en aquél momento. Yo conecté su dedo gordo del pie a la cañería del desagüe del fregadero por medio de un cable de cobre. En unos minutos su dolor de cabeza comenzó a disminuir. Al mismo tiempo, la energía desorganizada e hiperactiva que había estado percibiendo disminuía. Su sistema sacrocraneal, que había sido difícil de evaluar, parecía normalizarse. Este alivio sólo duró 36 horas, después los dolores de cabeza continuaron. Utilicé de nuevo la toma de tierra con un cable y funcionó.

El juez vivía muy lejos. Yo no sabía la causa de su problema inicial, pero conseguimos que tuviera control de la situación conectándose él mismo a tierra literalmente. Se compró una tubería de cobre de media pulgada de diámetro y de un metro de longitud y la utilizaba cuando caminaba como un bastón sobre el suelo, pero no sobre la acera. Hablé con él seis meses después y todavía estaba bien.

Desde el juez, he tratado con éxito a dos pacientes con dolor de cabeza conectándoles a tierra. Ahora viene la mejor parte. Existe una condición médica denominada "Distrofia de reflejos simpática". Es sinónimo de dolor severo casi insufrible. No existe ningún tratamiento eficaz para ello. Tuve una mujer de unos cuarenta años que vino a nosotros con este tipo de sufrimiento continuo. Había sido vista por uno de mis colegas, la Doctora Lisa Squier, con quien me he casado hace tiempo.

Lisa me consultó acerca de esta paciente porque ésta no podía soportar que la tocara. En nuestro enfoque, si no podemos tocar al paciente nuestra modalidad más utilizada desaparece. Vi a la paciente y la evalué sin tocarla, simplemente sintiendo su campo de energía corporal. Su energía era muy caliente, muy potente, y si llevaba mi mano a diez o quince centímetros de su cuerpo ella gritaba de dolor. La ropa que llevaba puesta le provocaba un gran dolor. (En Francia, yo había visto a un paciente con un padecimiento similar después de un golpe en el tálamo). En el caso de esta mujer, se produjo después de una operación quirúrgica de su brazo izquierdo, el cual se había dañado en un accidente de automóvil. Durante un periodo de semanas después de la operación, su dolor había aumentado hasta el nivel que se observaba en el momento de su visita.

Pensé en conectarla a tierra con el cable, y así lo hice. A los diez minutos ya podía tocarla sin escuchar sus gritos. Después le practiqué acupuntura para el dolor corporal global, y descendimos a otro estadio en términos de sus molestias. Para acortar esta larga historia, utilizando la puesta a tierra mediante el cable de cobre y la acupuntura fuimos capaces de diagnosticar que el problema era un impulso nervioso anormalmente alto que entraba desde el brazo a un ganglio del sistema nervioso simpático en la unión del cuello y la parte superior de la espalda en el lado izquierdo. Esto se denomina ganglio estelado. A partir de aquí, el sistema completo de percepción del dolor estaba hiperactivado.

Ella volvió a casa en unas condiciones razonablemente buenas después de dos semanas de tratamiento diario. Su marido le ponía a tierra a un desagüe con un cable de diez metros, de forma que podía ir por la casa. Ella volvió para tratarse de nuevo a las seis semanas y nos ha visitado dos veces más desde entonces. Cada visita es de dos semanas. Ella está aquí mientras escribo esto. Tiene un dolor residual en el lugar de la operación quirúrgica en su brazo izquierdo, en la mano izquierda y en su hombro. Aparte de esto, se encuentra feliz y sin dolores. Queremos conseguir que el brazo izquierdo no le provoque dolores y se mueva completamente de forma que desaparezca el peligro de recurrencia que la distrofia simpática refleja en todo el cuerpo. Ella no ha utilizado el cable de puesta a tierra desde su segunda serie de tratamientos con nosotros. Nuestro principal objetivo en este momento es devolver la libertad de movimiento a sus tejidos corporales.

Desde esta paciente, hemos tenido dos pacientes más con distrofia simpática refleja que han respondido a la puesta a tierra, y algunos otros que no lo han requerido. Tiene sentido, si se considera que el sistema nervioso provoca un potencial eléctrico. Si es demasiado alto y no tiene medios de controlar el exceso, parte de ese potencial estimulará los receptores del dolor. Simplemente nosotros drenamos el exceso de potencial eléctrico poniéndolo a tierra, y después buscamos y corregimos la causa del exceso de producción.

Cuando los Saltadores de Trampolín se marean

El saber popular entre los saltadores dice que, una vez que un saltador se marea, es el momento de buscar otro trabajo. Cuando se considera el tremendo número de cambios de presión a los que está sometido su cuerpo durante su entrenamiento y competiciones reales, parece razonable que su mecanismo de equilibrio pueda verse alterado. Después de todo, los cambios de presión afectan al interior del oído, y es en el oído interno en donde está situado el delicadísimo sistema de equilibrio.

Mary Ellen Clark ganó la medalla de bronce de salto desde trampolín a 10 metros en los juegos Olímpicos de Atlanta, Georgia. Cuando la vi por primera vez, a mediados de Septiembre de 1995, en The Upledger Institute HealthPlex Clinical Services, estaba a punto de abandonar la preparación de los siguientes juegos Olímpicos como atleta. No había sido capaz de entrenar durante el año anterior debido a que había desarrollado un caso severo de vértigo. Era tan grave a veces, antes de que dejara de saltar, que le provocaba confusión al entrar en el agua. Estaba tan confusa que a menudo nadaba hasta el fondo de la piscina en vez de nadar a la superficie. Según sus propias palabras, ella había "ido a todas partes y había hecho de todo por sentirse mejor. Nada le había ayudado". Parecía no haber solución para su problema. Parecía que cada vez que practicaba saltos empeoraba. Debido a esto, su entrenador y ella decidieron que dejaría de saltar.

Durante nuestra primera sesión, Mary Ellen me contó una larga historia de sus experiencias con una gran variedad de formas curativas. Pero yo no las escuchaba. Cuando se quiere encontrar la causa de un problema hay que estar concentrado. Uno no se puede permitir estar influido por opiniones de otras gentes o doctores. Si ellos hubieran encontrado la verdadera respuesta, esta paciente no necesitaría acudir a nosotros.

Completé mi evaluación completa del cuerpo utilizando sólo mis manos para evaluar la movilidad de los tejidos en su cuerpo. Yo estaba buscando áreas de restricción, y en mi búsqueda no tenía en cuenta sus síntomas. Encontré algunos Nudos de Energía en su torso y que probablemente se debían a golpes traumáticos en su cuerpo. Liberé estos nudos fácilmente. Ella confirmó que en sus sesiones de entrenamiento, al aprender una nueva técnica de salto frecuentemente golpeaba el agua con la espalda, el costado, el vientre, etc. Sus colisiones con el agua eran a velocidades de 50 Km. por hora. Si vd. se ha tirado en plancha al agua desde algunos metros recordará los duro que está el agua cuando golpea contra una parte relativamente plana del cuerpo. Mary Ellen me comentó que durante su entrenamiento ella se zambullía unas 50 veces al día. De forma que ella caía al agua 50 veces cada día a 50 km. por hora y alrededor de una de cada diez veces ella caía de forma inapropiada. Además se sumergía dentro del agua a unos cinco o cinco metros y medio cada vez. Este cambio de presión es bastante fuerte para el cuerpo, especialmente para la cabeza con los oídos destapados. Yo supongo que esta es la razón de porqué la mayoría de la atención médica se había focalizado en sus oídos como entrada de su aparato de equilibrio.

Durante esa primera sesión limpiamos la mayoría de los Nudos de Energía del torso. En la siguiente sesión mi evaluación global del cuerpo me apuntó a su rodilla izquierda. Ella confirmó que se había "torcido" la rodilla durante un accidente de trampolín cuando practicaba varios giros corporales, etc., lo que formaba parte de un salto nuevo que estaba aprendiendo. No había prestado mucha atención al daño en la rodilla. Yo sospechaba que podía ser porque estaba acostumbrada a negar la existencia de dolor. Según se desarrollaban las cosas, quedaba claro que el daño en la rodilla le había provocado que la pelvis y la parte baja de la espalda lo compensaran. La pelvis estaba subida hacia arriba en su lado izquierdo. Su espina dorsal se torcía para compensarlo, lo que provocaba que su cabeza estuviera colocada de forma impropia sobre el cuello. Al centrarnos en la corrección de estos problemas y sus secuelas, que se encontraban principalmente en los huesos occipital derecho y temporal, ella comenzó a mejorar. La vi semanalmente, y al final de Octubre era capaz de recuperar algunas de sus condiciones físicas pero todavía no saltaba desde el trampolín elevado.

Al comienzo de cada sesión, yo realizaba una evaluación global del cuerpo de forma que podía trabajar ese día sobre las áreas que sugerían sus restricciones y patrones de energía del cuerpo. Pronto pareció que sus síntomas podían subdividirse en dos categorías, denominadas vértigo y mareos. Yo podía reproducir su vértigo ejerciendo una ligera presión manual en una dirección específica sobre su hueso temporal derecho. También podía provocar que el hueso temporal derecho hiciera el mismo movimiento y causara el vértigo moviendo su sacro de una determinada forma. Los mareos se reproducían torciendo la cabeza a la derecha sobre la vértebra cervical superior. Además también podía causar este síntoma cuando movía su pelvis más hacia la postura compensatoria relacionada con el problema de la rodilla, y/o cuando rotaba la parte lumbar de su espina dorsal de una manera dada. Ahora que la situación se había manifestado, los dos nos sentíamos muy animados. Fue bastante efectivo utilizar TSC, Liberación de Nudos de Energía, manipulación de la rodilla, manipulación de la espina dorsal, reequilibrio de la pelvis y liberación miofascial lo que ha corregido completamente el problema. Al final de diciembre de 1995, ya fue capaz de retomar un plan completo de entrenamiento, y como pudo apreciarse en los juegos Olímpicos, ella hizo un buen papel ganando la medalla de bronce.

Ambos, Mary Ellen y yo sabemos que su problema no se habría resuelto si no hubiéramos efectuado una evaluación completa del cuerpo al comienzo de cada sesión y hubiéramos tratado lo que nos indicaba. La evaluación global del cuerpo requiere que el que la practica deje aparte cualquier conocimiento previo del paciente/cliente durante la evaluación. Las pistas y señales que buscamos durante la evaluación global del cuerpo son extraordinariamente sutiles. Las experiencias y tendencias previas con un paciente/cliente pueden provocar que los evaluadores imaginen que sienten lo que esperan encontrar, basándose en experiencias previas. En mi caso, cada sesión es una nueva experiencia y me gusta imaginar que cada vez que trato al paciente, es la primera vez que lo hago. De esta manera continuamos encontrando las cosas pertinentes.

Recuérdese, todas las partes vivas están en un estado de cambio dinámico. Nuestros mayores errores en salud están a veces basados en situaciones previas y en asumir que lo que era verdad en una persona ayer lo es hoy. Otros se han basado en la aceptación de hallazgos previos realizados por otros, y/o la aceptación de lo “obvio”, lo que era cierto en el caso de Mary Ellen.

Es música para su Espalda

Crafton aceptó el puesto de director de la Orquestra Pops local a comienzos de 1996. Era un joven de 38 años. Soportaba un dolor de espalda agudo casi todos los días, tanto en la parte superior como en la región lumbar. Tenía este dolor desde hacía mucho tiempo. Antes de llegar a Florida, él dirigía una orquesta en Cincinnati. Me lo envió su fisioterapeuta en Cincinnati, quien había estado trabajando con él durante un par de años. Crafton había sentido un alivio temporal en Cincinnati, pero no una mejora definitiva.

Vi a Crafton por primera vez en mayo de 1996. Tuvimos sólo esa sesión. Llamó y dijo que se sintió muy bien durante un par de semanas, pero al mes el dolor había vuelto con toda su fuerza. Nuestros calendarios no encajaban. Yo tengo una agenda muy apretada y él viajaba mucho, etc. Realmente yo no estaba seguro de que le hubiera causado ningún bien, puesto que el no volvía. Después, en diciembre él me llamó y me ofreció entradas para una velada con la Orchestra Pops de forma que Lisa y yo asistimos. Nos invitó a su camerino a visitarle durante el primer intermedio. Durante la visita confesó que el tiempo era un problema, que sus viajes eran otro, el dinero era un tercer factor, pero que el realmente quería volver a verme porque se sintió muy bien durante un tiempo.

Según escuchaba la historia de este amable artista, me vino una idea a la cabeza. Estaba relacionada con algún experimento que yo había realizado con otro doctor en Amsterdam en donde estaba enseñando. Yo había estado pensando durante tiempo acerca de la resonancia potencial de los tejidos con ciertas ondas de sonido y sus frecuencias. Mi intuición decía que un violonchelo tenía la calidad e intervalo adecuados para investigar si ciertas notas podían provocar reacciones de tejidos resonantes en el cuerpo humano. Mi doctor amigo holandés, Jan van Dixhoorn, era un cardiólogo que también tocaba el violonchelo clásico. Intentamos hacer nuestro experimento con varios amigos y voluntarios. Cuando Jan tocaba las escalas cromáticas en el violonchelo, yo podía percibir los cambios en las tensiones de los tejidos y en los patrones de energía en el cuerpo de los sujetos, así como sentir los efectos de ciertas notas sobre la amplitud y calidad de la actividad rítmica del sistema sacrocraneal. Cuando volví a casa había gran cantidad de trabajos que realizar y no había ningún violonchelista disponible, de forma que la idea quedó aparcada.

Según escuchaba a Crafton, me di cuenta de que podía haber algo que él podía hacer por su dolor de espalda. Le pregunté si podía pedir a uno de sus violonchelistas que viniera a mi casa con él, en donde pudiéramos explorar la posibilidad de usar ciertas notas para proporcionarle alivio en su espalda. Solo hace dos semanas del momento en que estoy escribiendo que Crafton vino a nuestra casas con una excelente violonchelista llamada Liz. Los sonidos que salían de su instrumento eran completamente puros y bellos. Según ascendía y descendía las escalas yo monitorizaba los tejidos de la espalda de Crafton con mis manos y también formé un "arco eléctrico" para confirmar. El arco eléctrico se realiza a una distancia del cuerpo, normalmente sobre los pies. Con práctica, el evaluador es capaz de detectar salidas de energía de vibración a través del cuerpo y decir que áreas no están en sintonía. Cuando estos tejidos se alinean energéticamente, los patrones eléctricos desaparecen.

Para acortar la historia, tanto la palpación directa como la toma de potencial eléctrico confirmaron los efectos positivos sobre la relajación de los músculos que producían las notas Si y Sol mayor. El Sol (sin apoyar ningún dedo sobre la cuerda afinada en Sol) era la más eficaz tanto para los problemas en la zona lumbar como en la parte alta de la espalda. El Si era solo eficaz en la parte alta. Según Liz tocaba la nota, Crafton podía sentir relajarse los tejidos musculares y la eliminación del dolor. De esta forma, nuestra idea era que uno de los violonchelistas tocara estas notas "terapéuticas" diariamente para ver si podíamos lograr o no un reparto más aceptable de las tensiones de los músculos de su espalda. Este enfoque se pretende como un remedio y posible reprogramación.

Ahora, otra observación muy interesante. Observamos que tocar un La hacía que su espalda entrara en tensión, y que su dolor comenzara a subir según Liz tocaba el La. Se puede adivinar que: La es la nota que toca la orquesta al completo cuando se está afinando. Veremos como lo resuelven, pero sospecho que Crafton puede afinar su orquesta con otra nota. Esto realmente abre algunas puertas para la investigación, ¿no es cierto?.

Trabajando con Delfines

Fue en 1954 cuando tuve mi primera interacción con delfines. Para ser honesto, no estoy seguro si eran delfines o marsopas. Pero son especies muy próximas, de forma que no importa demasiado. Uno de los entrenadores que conocí les llamaba de una forma u otra indistintamente. Para nuestros propósitos les denominaremos delfines.

En cualquier caso, desde mediados de 1954 hasta septiembre de 1956, tuve el placer de servir como "estudiante de medicina" a bordo de un Guardacostas Cúter aire-agua de EE.UU. , que tenía su base en Panama City, Florida. Patrullábamos el Golfo de Méjico diez días al mes, y estábamos atendiendo llamadas de rescate cada 30 minutos o cada dos horas cuando estábamos los veinte días en el puerto. Como resultado, estábamos en el Golfo al menos la mitad del tiempo. Estábamos constantemente acompañados de un gran número de delfines. Frecuentemente ellos frotaban su espalda contra el casco de nuestro barco cuando estábamos navegando, normalmente a 10 ó 15 millas por hora. Ellos jugaban y hacían tirabuzones unos con otros la mayor parte del tiempo.

Cuando el día estaba calmado, y estábamos a 50 ó 100 millas del puerto, a alrededor de las 4 de la tarde, el capitán anunciaba por los altavoces que era la "hora del baño". Estábamos en un barco pequeño, de unos 40 metros de eslora, y los lados del mismo estaban a solo a un metro del nivel del agua, por lo que no suponía ningún peligro saltar o zambullirse desde un lateral del barco cuando se escuchaba el anuncio. Yo me crié en Detroit. Yo nadaba en el río Detroit y en el lago St. Clair, además de en otros lagos más pequeños y estanques cerca de Detroit. Yo no sabía nada del agua salada más que lo que había leído o visto en las películas.

La primera vez que escuché este anuncio, me di cuenta de que un compañero artillero estaba manejando nuestro 20 milímetros. (Para nosotros, este era un "cañón" ya que el cañón más grande que teníamos era un 40 milímetros y este era considerado nuestro "gran cañón". El Guardacostas, en aquellos tiempos, no estaba equipado para el combate). Le pregunté que porqué estaba allí subido. El contestó "para proteger a los bañistas de los posibles tiburones que puedan acercarse". Yo no pensé que esto fuera más que una protección "de palabra". Independientemente de esto, probablemente la mitad de los cuarenta tripulantes habían saltado al agua. (El barco estaba anclado o a la deriva durante las horas del baño). Me di cuenta que inmediatamente después de entrar en el agua, los tripulantes estaban rodeados de delfines.

Yo había oído en alguna parte que los tiburones temen a los delfines, y siendo un "macho" de Detroit con una reputación que mantener, yo también salté al agua. Después ocurrió algo muy extraño. Yo fui casi inmediatamente "escoltado" por dos delfines. Yo era bastante temeroso cuando estuve en el Golfo, pero había un asunto de orgullo por medio, así que seguí en el agua. Era como si los delfines percibieran mi miedo y les cayera simpático. Con un delfín a mi izquierda y otro a mi derecha, sentí que mi miedo desaparecía inmediatamente. Aquellos maravillosos delfines estaban allí inmediatamente para todos nosotros en cuanto saltábamos al agua. Era como si oyeran el anuncio de la hora del baño y decidieran hacer que estuviéramos seguros.

Frecuentemente nos llamaban para abordar balsas de pesca en el medio del Golfo. Normalmente lo hacíamos por medio de un pequeño bote, utilizando remos. Siempre había delfines con nosotros cuando hacíamos estas expediciones a remo. Durante los dos años en los que estuve a bordo del Guardacostas Cutter Cartigan, supongo que nadé en la "hora del baño" fuera del Golfo de Méjico al menos 75 a 100 veces, y probablemente participé en aventuras a remo entre nuestro barco y otros botes en aguas arboladas unas 50 veces. No puedo recordar ninguna vez en la que no estuviera seguido por delfines. Yo simplemente me sentía seguro con ellos alrededor.

En 1964 abrí mi clínica privada de medicina Osteopática y cirugía en Clearwater Beach en la costa oeste de Florida. Estuve allí unos 11 años, alrededor de cuatro de ellos nos alojamos en casas que daban directamente a la playa del Golfo. El resto del tiempo vivíamos quizás a cinco o diez minutos del la playa. Estar en el agua del Golfo, nadando o navegando en un pequeño bote, era gran parte de mi recreo. Tuve muchos, muchos encuentros amigables con delfines durante aquellos años. Aprendí a aceptar su amistad y casi palpable amor. Yo confiaba en ellos implícitamente.

Muchas veces ellos podían hundirme, cuando estaba nadando o navegando. Pero aunque no estaban entrenados, ellos eran siempre juguetones pero muy cuidadosos. Parecían conocer mi fragilidad en comparación a ellos. También entendían que el agua no era mi elemento, y respetaban mis necesidades como un marinero de tierra, y las restricciones que el agua me imponía. Comencé a saber intuitivamente que en el espíritu de cada delfín encontraría una gran capacidad para "curar" a otros y para entender nuestras necesidades y enfermedades. También comprendí que los delfines nos cuidan mucho a los humanos, aunque nosotros como especie hemos hecho poco para merecer ese amor y consideración.

La semilla estaba plantada. Comencé a tener la esperanza de que en algún momento en mi vida yo tendría la oportunidad de desarrollar una relación de trabajo con uno o más delfines practicando curaciones. No tenía ni idea de cuándo o cómo iba a ocurrir esto, pero tenía la idea fija en algún lugar de mi mente. Entonces aconteció mi traslado a la Universidad del Estado de Michigan y la idea de los delfines quedó a un lado. Afortunadamente, el retraso fue temporal, y quizás sirvió para permitirme aprender más y situarme a un nivel más adecuado para trabajar con estos maravillosos seres.

Antes entrar en mi trabajo con delfines, pienso que podría ayudar a apreciar la "sabiduría" de los delfines el relato de una experiencia que me describió en una cena Timothy Wyllie, que había tenido una amplia experiencia con delfines. Timothy escribió algo sobre sus experiencias e ideas en un libro titulado *The Eta Factor*. Parece que Timothy estaba en la playa del Golfo cerca de Sarasota, Florida, durante algunos meses mientras escribía algo. El se quedó fascinado con los delfines y comenzó a interactuar con ellos cuando nadaba en el Golfo todas las tardes, justo antes de la puesta de sol. Tenía la idea de que si tuviera algún problema durante su baño, los delfines irían a rescatarle. Estaba tan seguro de esta idea que decidió probar. Nadó mar adentro y fingió ahogarse. Unos pocos delfines le rodearon, pero no le ayudaron. En entendió que ellos sabían que estaba fingiendo.

La siguiente noche hizo algo que podría tener muchos nombres, desde estúpido, loco, valiente, determinado, obsesivo, vehemente, etc. Nadó mar adentro hasta que no pudo más. Esta vez estaba haciéndolo de verdad. Los delfines lo sabían. Tres de ellos fueron a rescatarle y le llevaron hasta aguas poco profundas. Un delfín estaba o debajo o detrás de él - el delfin cambiaba de posición. Dos delfines le ofrecieron sus aletas dorsales para que se agarrara con sus manos, uno a cada lado, y le "remolcaron" hasta que el agua tenía un metro de profundidad, en donde los tres le dejaron después de asegurarse de que podía hacer pie y andar hasta la orilla.

Yo nunca olvidaré esta historia. Me sirvió para confirmar mis sentimientos intuitivos acerca de lo que podría pasar si trabajáramos en el agua con ellos.
En septiembre de 1996, después de casi un año de negociación, comenzamos un programa en el Dolphin Research Center en Grassy Kay, Florida, en el que tratábamos a pacientes en el agua junto con delfines. Estábamos en agua de 75 a 100 cm de profundidad de forma que los terapeutas podían permanecer de pie mientras trabajaban. Los pacientes estaban flotando en la superficie del agua asistidos por flotadores que obstruían de forma mínima el acceso a los cuerpos de los pacientes, tanto por los delfines como por los terapeutas. Los pacientes eran personas con importantes incapacidades. Las incapacidades habían sido provocadas por una enfermedad o por un accidente. Un terapeuta se colocaba en la cabecera del paciente, uno a sus pies y un tercero en la pelvis. Todos ellos eran buenos profesionales de Terapia SacroCraneal (TSC) y Liberación SomatoEmocional (LSE).

Las sesiones de tratamiento se realizaban como sesiones típicas de TSC-LSE de múltiples manos y los delfines quedaban libres para entrar y participar según quisieran. Deliberadamente dejábamos un lado de cada paciente libre para que los delfines se aproximaran. A veces utilizaban esta abertura y otras veces no. Siempre enviábamos pensamientos para invitar a los delfines a participar según desearan. Yo dejaba libre a los delfines para que se comportaran según su elección en el tratamiento. A veces los entrenadores daban órdenes, pero sólo relacionadas con el paciente con quien los delfines debían trabajar. Muy pronto estas órdenes se minimizaron, y frecuentemente se dejaba que los delfines hicieran lo que quisieran. Nuestros terapeutas animaban calladamente esta libertad de elección. Yo también insistí en que los terapeutas mantuvieran una actitud en la que los delfines se supieran iguales o incluso superiores a ellos en conocimiento y habilidad. Esta actitud por nuestra parte fue percibida encendida por los delfines, y se volvieron más creativos en sus procedimientos de tratamiento.

Habitualmente, los delfines rodeaban en el agua al grupo de paciente-terapeutas. Después de hacer unos pocos círculos, uno de los delfines se aproximaba, muy suavemente, y o bien tocaba a un terapeuta o al paciente con su nariz (rostro). Todos nosotros sentíamos una energía muy fuerte procedente de los delfines. Esto podía ocurrir cinco o diez veces, después el delfín había terminado. Este proceso podía continuarse con un tratamiento del paciente fuera del agua y después con otra sesión en el agua con los delfines.

Los resultados terapéuticos frecuentemente fueron muy notables. Tratamos a una joven con la pelvis deformada y un acortamiento de la pierna derecha. Yo estaba en la pelvis y mis dos terapeutas asistentes en la cabeza y los pies. Mi objetivo para la sesión era recuperar algo de la pelvis dañada y realizar alguna corrección de su sistema de control central en el cerebro. Un delfín se unió a nosotros y no tocó a la paciente. Puso su rostro en las espaldas de los dos terapeutas asistentes, (en uno cada vez) entre sus omóplatos una media docena de veces en cada uno. La duración de cada contacto era de un minuto o menos. Durante el tiempo de estos contactos con el delfín, sentíamos fuertes y agradables vibraciones a través del cuerpo del paciente. También cada vez que el delfín entraba en contacto con uno de los terapeutas, yo sentía liberarse y volverse más suave la pelvis de la paciente. Después de salir del agua volvimos a medir la diferencia de longitud de las piernas. Antes de la sesión con los delfines la pierna derecha era unos ocho centímetros más larga que la izquierda. Después de la sesión, la diferencia era sólo de dos centímetros y medio. La paciente sintió un gran alivio durante y después de la sesión con delfines. Otra joven utilizó su brazo derecho, que antes estaba paralizado, para ayudarse a saltar la escalerilla de la piscina después de la sesión.

A partir de las sesiones que he observado y en las que he participado deseo continuar este trabajo con los delfines. En este momento estamos abiertos a continuar en este trabajo en muchos sitios a la vez. Si alguien está interesado en patrocinarlo, se puede poner en contacto por fax o por correo. Debe incluir una breve descripción de los medios de los que dispone.

Como una gratificación añadida en este proyecto con delfines, todos los practicantes de TSC que han participado en el agua con los delfines (que eran 23) han demostrado que sus propios niveles de habilidad han mejorado de forma no consciente por su asociación con los delfines durante las sesiones en el agua. Sé que mi propio nivel de habilidad de tratamiento ha mejorado de forma importante. Yo sigo pensando que los delfines, cuando se les permite y alienta para que realicen lo que desean, no son sólo unos poderosos facilitadores de terapia, sino que son unos profesores fantásticos.

Terapia SacroCraneal, Obstetricia y Pediatría

Cuando dejé la práctica privada en Clearwater Beach, Florida, para ir a la facultad en la Universidad del Estado de Michigan, una de las primeras sorpresas procedió del Director de Educación Especial del distrito de Genessee. El me contó que estimaba que alrededor de uno de cada veinte (cinco por ciento) de los niños de la escuela pública de Michigan padecía alguna clase de disfunción cerebral. Sea cierta o no su estimación, llama la atención la posibilidad de que pueda existir un gran número de niños con disfunciones cerebrales en la escuela pública de Michigan. Si estuviera próximo a la realidad, y si Michigan fuera un Estado tipo, se puede imaginar cuántos niños pueden tener un tipo u otro de disfunción en todo el país. He relacionado muchos tipos de disfunciones cerebrales en este libro.

Durante el primer año de los dos que ocuparon mis investigaciones sobre el sistema sacrocraneal y su nivel de funcionamiento en niños, me convencí de que alrededor de la mitad de estos niños podrían ser ayudados con Terapia SacroCraneal. También me convencí de que un porcentaje significativo (probablemente el 50 por ciento) de estos candidatos a TSC podrían hallar una corrección de sus problemas del sistema sacrocraneal en la primera semana después del nacimiento, y haberse evitado de esta forma los problemas impuestos por la disfunción del cerebro cuando crecen.

Estaba claro que algunos de los problemas de disfunción cerebral eran provocados por las dificultades encontradas por el feto en el útero de la madre y/o durante el proceso del parto, y/o al poco tiempo del mismo. Comencé a hacer campaña a finales de los 70 para que se utilizara evaluación y tratamiento sacrocraneal, o bien en la sala de partos o en la de recién nacidos en el caso de partos en hospital, y por supuesto, se realizara por comadronas u otros profesionales de la sanidad en el caso de los partos en casa.

Si se utiliza la Terapia SacroCraneal (TSC) con las madres durante el embarazo, pueden disminuirse muchas de las tensiones psicológicas. También se pueden facilitar las adaptaciones musculares, de tejido conectivo y óseas. Mediante la TSC combinada con la Liberación SomatoEmocional (LSE), se pueden resolver muchos de los problemas emocionales que pueden estar relacionados con el embarazo. Mi sentimiento es que las emociones de la madre son "absorbidas" por el feto en el útero. Hemos tratado a muchos niños y adultos que parecían tener un problema emocional injustificado que al final se resolvía cuando se daban cuenta de que la emoción era de la madre y había sido retomada por el feto en el útero. A menudo, estos problemas emocionales comprenden una culpa que siente la madre, quizás acerca de su embarazo, u odio al padre que no deseaba al pequeño, y los similares. En el momento del nacimiento la madre puede haber resuelto la culpabilidad o el odio que han sido provocados por condiciones temporales o malentendidos. Sin embargo, durante el tiempo en el que el episodio emocional está activo, el feto absorbió y guardó la emoción. Estas emociones pueden ser liberadas tanto por la madre como por el feto antes del parto, o justo después del mismo. Haciendo esto pueden evitarse muchos años de culpa, odio, etc...

En los dos o tres años pasados, ha habido bastantes peticiones por parte del personal de hospital y, más recientemente, de los administradores de hospital para que se contemplara la utilización de TSC y LSE en las salas de dilatación, las salas de parto, y en las salas de recién nacidos. Si esto se lleva a cabo, estoy seguro de que asistiremos a una reducción del número de cólicos, estrabismos, parálisis cerebrales, problemas de convulsiones, problemas respiratorios, defectos sensores y motores, así como de toda una variedad de otras disfunciones cerebrales en lactantes. Cuando la generación de niños tratados con TSC alcanzara la edad escolar, también estoy seguro de que veríamos una reducción en el porcentaje de disfunciones de aprendizaje y de niños con incapacidades en el habla.

Basándonos en la posible introducción de TSC y LSE en la obstetricia y pediatría convencionales, hemos comenzado programas de entrenamiento específicos para practicantes de TSC-LSE en el tratamiento de mujeres embarazadas y lactantes. Tengo el presentimiento de que una vez que el primer hospital lo haga oficial, habrá muchos otros que le seguirán en la utilización de estas modalidades en los departamentos de obstetricia y pediatría. Muchos están utilizándolas ahora de forma no oficial. Es el momento de salir a la luz. Me recuerda los días en los que tocaba en orquestas de baile para costearme los estudios. Frecuentemente la pista de baile permanecía vacía durante las primeras canciones que tocábamos. De pronto, cuando salía una pareja, la pista se llenaba en pocos segundos.

En este punto me gustaría compartir dos cartas que son típicas de las experiencias de las madres en estado relacionadas con TSC y LSE sobre sus embarazos y/o en relación con efectos residuales de embarazo no completados. La primera es de Pam Markert, una fisioterapeuta y practicante de la Terapia SacroCraneal. Pam me animó a utilizar su nombre y a reproducir la carta según ella la escribió. En la segunda carta que he editado y he mantenido anónimo al autor para proteger su privacidad. Ambas son autoexplicativas.

Dr. John E. Upledger, D.O., O.M.M.

Querido Dr. Upledger:

Le escribo para darle las gracias por su trabajo pionero con la Terapia SacroCraneal. Lo que ha hecho que cambie mi vida, tanto profesional como personalmente. Me gustaría compartir mi experiencia con vd.

A comienzos de los 90, mi marido y yo queríamos comenzar una familia. Aunque yo había sufrido una operación cuando tenía 12 años para extirparme un quiste paraovario y una trompa de falopio, mi doctor no creía que tuviera problemas para concebir. Después de un par de años intentandolo y de algunos test médicos con resultado negativo, decidí intentar con terapia craneal. Durante una liberación del diafragma pélvico, se descubrió y eliminó una restricción a lo largo del área de la cicatriz. Después de ese tratamiento mis pérdidas menstruales fueron mínimas y no necesité tomar medicamentos para el dolor. Me quedé embarazada al mes siguiente sin intervención ninguna.

Durante mi embarazo tenía mareos matinales las 24 horas al día. Afortunadamente para mi estaba asistiendo a un curso sacrocraneal en aquél momento y recibí un par de tratamientos. Mis mareos matinales desaparecieron al momento. Después del curso volvieron de alguna manera, desafortunadamente, pero sospecho, que si hubiera recibido algo más de tratamiento habrían sido eliminados completamente y no habrían vuelto. Todavía me asombra lo bien que me sentí después del tratamiento, cuando antes del mismo me sentía tan desgraciada. Estoy agradecida de que mis mareos matinales no volvieran nunca al nivel que tenían antes del tratamiento.

Según avanzó mi embarazo comencé a desarrollar un constante dolor en la parte derecha de mi cabeza, así como dolores lumbosacrales con ciática en el lado derecho. Aunque seguía trabajando en jornada completa como fisioterapeuta, esto era cada vez más difícil. En este punto, acudí al Instituto para recibir tres tratamientos en su clínica. ¡Al final de esas sesiones era una mujer nueva!. Estoy encantada de poder contarle como el dolor de cabeza, el dolor lumbosacral y la ciática se fueron y nunca más volvieron. En el fondo podía sentir como el útero rotaba y sentí como si volviera a su posición correcta. El hueso del pubis se abría para permitir un parto fácil, lo que también fue así. A las 42 semanas de gestación, di a luz por parto vaginal un niño de 4,5 kilos sin ayuda de succión ni forceps, etc. Estoy completamente convencida de que si la terapia sacrocraneal esto no hubiera sucedido así.

El año pasado me quedé embarazada de nuevo, esta vez ocurrió nada más comenzar a intentarlo. Quedé embarazada de gemelos hasta las 40 semanas de gestación y ambos nacieron con buen peso y salud. Noté que cuando mi hijo comenzó a crecer y a desarrollarse uno de sus ojos no seguía al otro. Cuando cumplió el mes, le realicé una evaluación sacrocraneal y descubrí una gran lesión en el temporal derecho que le afectaba a varias estructuras adyacentes, incluyendo sus nervios óptico y craneal. Con un pequeño tratamiento de liberación de ese área y en un corto periodo de tiempo, vi como su ojo se corregía. Ambos ojos trabajan ahora en perfecta conjunción. Sospecho que si este problema no se corrige en las primeras etapas de la vida, conduciría posteriormente a un problema mucho mayor que podría incluso requerir cirugía.

Estos son sólo unos pocos de los beneficios que mi familia y yo hemos obtenido de la Terapia SacroCraneal. La lista sería muy larga si los citáramos todos. Siendo la reforma de la sanidad de máxima importancia, creo firmemente que la Terapia SacroCraneal puede ayudar a revolucionar nuestro sistema sanitario.

Espero que, como las compañías aseguradoras se esfuerzan en reducir costes y los excesivos gastos, se considere a la Terapia SacroCraneal seriamente como un tratamiento de bajo coste para mujeres durante su embarazo. Realmente pasé este periodo de mi vida mucho más confortable y agradablemente, reduciendo la cantidad de visitas médicas y de esta forma disminuyendo los costes y los sufrimientos.

Mis más sinceras gracias,

Pamela D. Markert, P.T.

La segunda carta describe un problema de muy diferente tipo que se resolvió según se relata. El remitente también practica Terapia SacroCraneal. He obtenido permiso de la editorial sobre esta carta para proteger su privacidad.

Querido Dr. John:

Fue en la clase Avanzada de Terapia SacroCraneal cuando tuve una experiencia maravillosa. Durante la última discusión de un curso semanal, recuerdo estar muy inquieto incluso a pesar de que estaba bastante privado de sueño. Recuerdo sentir un dolor y calambres en el abdomen cuando intentaba sentarme y escuchar atentamente las experiencias de cada uno.

Estaba esperando a hablar acerca de mi LSE que volvió a recordar un embarazo que tuve en el colegió y que acabó en un aborto. Después de que todas nuestras discusiones de LSE se terminaron, volví a mi habitación para ir al servicio. Había tenido mi menstruación durante cinco días y estaba terminando.

Cuando fui al baño vi que tenía un gran coágulo de sangre, pero no parecía un coágulo normal. En aquél momento mis pensamientos fueron que se trataba del "feto" que debía haber abortado hacía 22 años. Por supuesto, tengo también tres hijos además del aborto en esos 22 años. Este sentimiento de haber abortado por fin aquel feto permanecía conmigo. Ahora no tengo tanto dolor en mi espalda ni en mis piernas durante mi ciclo de menstruación, lo que atribuyo a mi experiencia con LSE. El resto del dolor durante mi menstruación es probablemente debido a mi parto vaginal de un niño con 5,5 kg. Puede que me ocupe de ese dolor la próxima vez. Encuentro sorprendente que pudiera experimentar mi "realidad" de haber completado finalmente ese aborto de tal manera tan real y física.

Gracias.

Antes de cerrar el tema, me gustaría insertar una descripción de algunas de las experiencias que puede tener un recién nacido durante un proceso de parto. Según lee, intente ponerse en el lugar del recién nacido. Ahora consideremos que la mayoría, si no todos, los efectos residuales de cualquier experiencia de parto que se ha registrado como traumática pueden ser neutralizados por una Terapia SacroCraneal o una Liberación SomatoEmocional apropiadas aplicadas tempranamente. Es el momento de ofrecer a nuestros hijos los beneficios de estas modalidades terapéuticas tan pronto en su vida como sea posible.

El trabajo con recién nacidos requiere más del terapeuta que el trabajo con adultos. Requiere más toma de decisiones por parte del terapeuta, así como un gran grado de autoconfianza. Los mensajes del recién nacido al terapeuta son normalmente más sutiles hasta que se produce la verdadera matización. De esta forma, el terapeuta debe agudizar su sensibilidad, sus habilidades de percepción, por encima de todo el debe ser confiado y perceptor de matices.

Piénsese acerca de los acontecimientos traumáticos que el recién nacido padece durante las contracciones, el periodo expulsivo y el post-natal. El útero se comprime durante las contracciones. La cabeza del feto puede ser usada como un "ariete" para dilatar el canal del útero. Esta experiencia de ariete puede suavizarse por las membranas y el fluido que existen dentro de él. Este diseño fluido/membrana, cuando precede a la cabeza fetal a través del canal del útero, sirve de almohadilla para algunas fuerzas que son le impuestas a la cabeza del feto durante el proceso de dilatación. ¿Pero qué sucede cuando se "rompen aguas" espontáneamente o cuando las membranas se rompen deliberadamente? ¡Uy! - el colchón se acabó y la cabeza del feto sufre la mayoría de los choques de las fuerzas.

Ahora pensemos acerca del shock que debe ser, no sólo para el cuerpo físico sino también para la consciencia del feto cuando, unos forceps duros e inflexibles se aplican a su cabeza normalmente dentro del canal espinal pero ocasionalmente arriba dentro del útero cuando se lleva a cabo un parto alto por forceps. Una vez aplicados, ¿se colocan simétricamente sobre la cabeza del niño, o se colocan diagonalmente? Si lo último es cierto, estos forceps podrían inducir sin duda unas tensiones laterales severas en el cráneo (sphenobasilar synchondrosis). Una vez colocado, correcta o incorrectamente, siempre se tira de la cabeza, forzando al resto del cuerpo a salir del útero. Muy frecuentemente, existe además un retorcimiento. El cuello es normalmente el centro de fuerzas de tracción y/o torsión contra la resistencia del cuerpo que está inducida por el "muy estrecho" canal del útero. La magnitud de las fuerzas sobre la cabeza y el cuello está determinada por la tensión aplicada por el operador de los forceps en oposición al tamaño del cuerpo del feto en relación con el canal del útero. Póngase en el lugar del feto. ¿Cómo se siente?. ¿No parece que alguien o algo está retorciendo o rompiendo su cuello? ¿No es aterrador? ¿Desarrollará algún Nudo de Energía, etc.?

Esto es mejor. Considere como se siente, como el ingenuo feto, cuando alguien le coloca una "ventosa" sobre la coronilla en la parte de la cabeza que muestra. Después conectan la bomba de vacío y comienzan a tirar para sacarle de la tripa de su madre. ¿No parece como si alguien le estuviera sorbiendo el cerebro a través de los huecos de la cabeza? ¿No siente como la sangre, la linfa, el fluido cerebroespinal, las neuronas, los tejidos conectivos e incluso los huesos aún flexibles son empujados hacia el extremo del cráneo? ¡Qué sensación!. ¿No parece como si se fuera a morir? ¿Es la energía del cuerpo la que se está succionando y quizás llendose por el extractor de vacío? ¿Qué efectos somatoemocionales, psicológicos, estructurales y energéticos tiene esto sobre un feto "confiado" que está ya pasando por una aterradora transición desde la tripa segura caliente, húmeda en donde casi todo se lo daban, hacia el frío, seco, áspero y luminoso mundo exterior?

¿Qué pasa con la intervención de Cesárea? La cabeza del feto podía estar empujando en la pelvis durante mucho tiempo intentando infructuosamente dilatar un canal de parto que por alguna razón no responde. O un extremo del feto puede estar atrancado en la abertura interna del canal de nacimiento. ¿Cómo salir?. A veces se realiza un parto de nalgas. En el proceso las piernas se fracturan, las caderas se dislocan, etc. La mayoría de las veces, se realiza una cesárea.

En el caso de la cabeza encajada, frecuentemente tiene que ser extraída de la pelvis con un sonido de "pop", como el que se produce al descorchar una botella. Imagínense las fuerzas de descompresión repentinas que se producen cuando la cabeza encajada provoca este "pop" al salir de la pelvis materna. En este sentido, imagínese las repentinas fuerzas descompresoras a las que la cabeza y el cuerpo del feto se someten cuando se hace rápidamente una incisión en un útero que está lleno de líquido amniótico bajo presión. A veces este fluido se eleva por encima de la incisión cinco centímetros hacia arriba. Este chorro dura solamente un segundo. Es una reducción muy rápida de presión sobre el feto. ¿Dañará sus membranas? ¿Povocará que algunos capilares se rompan y viertan algunos glóbulos rojos a los tejidos colindantes? Todos sabemos que las células sanguíneas al descomponerse producen sales biliares. Las sales biliares son irritantes para la mayoría de los tejidos y provocarán fibrosis. Cuando las membranas tienen fibrosis, se vuelven más rígidas, y quizás no puedan acomodarse al crecimiento del cerebro sin esfuerzo. El cerebro no funcionará tan bien cuando intente crecer y desarrolle su complicadísima circuitería contra presiones restrictivas. ¿Como se sentiría vd. si sufriera una descompresión súbita? Los buceadores tienen problemas cuando se descomprimen demasiado rápidamente. A veces tienen que pasar por una cámara de descompresión para solucionar el problema. Los recién nacidos tienen que "salir".

Una vez que el feto está afuera, hace frío, las luces son intensas, alguien le está golpeando, diciéndole que llore y que respire. Después alguien le introduce algo en la boca y quizás hasta su garganta. Eso duele y parece amenazador. ¿No deseará morir alguna de estas criaturas?

Aquellos de nosotros que hemos utilizado TSC-LSE en situaciones de obstetricia sabemos que la mayoría de estas situaciones traumáticas pueden ser corregidas y neutralizadas o al menos se pueden minimizar sus efectos cuando el bebé se trata durante los primeros días después del nacimiento. Por eso estamos ahora ofreciendo entrenamiento para practicantes de TSC-LSE que estén interesados en trabajar con mujeres embarazadas y sus fetos, partos y recién nacidos.

El Cerebro Habla

"El Cerebro Habla" es el título de un nuevo seminario que estamos desarrollando. Las semillas para "El Cerebro Habla" se plantaron a finales de los años 70 y principios de los 80 cuando estaba funcionando nuestra clínica para niños con disfunciones cerebrales. Fue durante ese tiempo cuando, al principio nos dimos cuenta de la tremenda culpa que sentían muchos de los padres (especialmente las madres) de los niños afectados. Muchos de estos padres se sentían responsables de la parálisis cerebral, el autismo, los espasmos o la dislexia de sus hijos. Como parte de nuestro intento para facilitar y/o resolver los sufrimientos relacionados con esta culpabilidad, desarrollamos un cuadernillo informativo para padres que tratan con la complejidad del sistema nervioso central y su desarrollo. Pusimos un énfasis especial en el cerebro y en la médula espinal, y los sucesos que estaban más allá del control de los padres y que podrían estar relacionados con la causa del problema de sus hijos.

En 1993, me animé a producir un vídeo en dos partes denominado "Ha nacido un cerebro", que iba a ser instructivo para padres, cuidadores y terapeutas que estuvieran relacionados con cualquier tipo de niño con alguna disfunción cerebral. En este vídeo describo el desarrollo del cerebro y de la médula espinal desde la concepción hasta la niñez. Discutía algunas de las cosas que pueden fallar durante los momentos de desarrollo y maduración funcional. Los videos están llenos de información. Según revisaba los videos antes de su producción final, me quedó muy claro que sería muy útil un manual escrito que acompañara y clarificara adicionalmente los videos, Comencé a escribir el manual. Una cosa lleva a la otra y el "pequeño manual" se volvió un libro de 380 páginas. Los editores utilizan páginas grandes (8 pulgadas por 11) para mantener al libro dentro de unos límites de anchura. Este "pequeño manual" me llevó cerca de tres años de investigación, escritura y corrección. El libro se titula *"Ha nacido un cerebro".*

Es un trabajo hecho con amor. Lo escribí de forma tan simple como pude, se desarrolla a través de varias disciplinas y cubre la formación del esperma y del óvulo, el proceso de fertilización, el desarrollo del cerebro y de la médula en el útero, y el producto final. Se centra en lo que puede ir mal, cuándo puede suceder, lo que puede verse como un resultado de esa mala suerte y lo que se puede hacer al respecto. También puse mucha atención en el milagro que, considerando las complejidades del proceso de desarrollo, supone que tantas cosas funcionen bien.

Según estaba investigando y escribiendo este libro, quedó claro que hay un montón de desacuerdos entre las distintas autoridades en el tema en relación a los términos de las funciones asignadas a muchas de las regiones y estructuras cerebrales. Hay también un gran desconocimiento relacionado con las funciones y disfunciones cerebrales. Según iba descifrando conceptos conflictivos según los defendían la mayoría de los expertos en los distintos campos de la materia, se me ocurrió una brillante idea. ¿Porqué no acudir a las fuentes? En nuestro trabajo nosotros "dialogamos" con muchos órganos internos, como el corazón, el hígado, los riñones, los pulmones y los demás órganos. También dialogamos con los efectos traumáticos de los eventos emocionales, tanto si los eventos son físicos, como en huesos, articulaciones, músculos, etc., como si son emocionales, tales como pérdidas de personas queridas, abusos físicos, consumo de drogas, etc.- y/o problemas espirituales. Por supuesto, no se puede probar que uno ha mantenido una conversación con el hígado de un paciente. Pero durante la conversación se dilucida la causa de un problema de hígado y se logra una solución, y si después de la sesión de tratamiento el hígado funciona mejor, se haya conversado o no con el hígado y su consciencia importa poco (desde un punto de vista práctico). Esto me dio la idea de que si podíamos establecer una relación virtual con un hígado, ¿porqué no hacer lo mismo con las diferentes partes del cerebro?

Mi primera experiencia real sucedió pronto después de haber tenido la idea. Yo había tenido ya algunas experiencias que indicaban que los cerebros de los pacientes/clientes podían "hablar" a los terapeutas, y había comenzado a explorar con colegas las posibilidades de dialogar con partes específicas del cerebro. Entonces llegó una paciente que había sufrido un golpe en la cabeza con una subsiguiente pérdida de la memoria inmediata. Ella podía cruzar una habitación de 7 metros para coger un libro de una estantería y olvidar durante el camino qué libro era y porqué lo quería. Podía olvidarse de que ya había comido y comer de nuevo. Todos hemos tenido olvidos de este tipo que podemos llamar episodios olvidadizos o momentos de ausencia, pero esta mujer, de unos 45 años, no podía recordar nada que le hubiera sucedido recientemente.

Utilicé la Terapia SacroCraneal para llevarla a un estado de relajación e inconsciencia. Si la hubiéramos monitorizado, estoy seguro de que sus ondas cerebrales hubieran sido predominantemente alfa y theta. Después comencé el diálogo de una forma amistosa y pronto pregunté si su cerebro quería hablar conmigo. Una voz dentro de ella dijo "si". Después de una "presentación", pregunté a su cerebro si había una parte específica de él que estaba mal, y si era esa la razón de la pérdida de la memoria inmediata. La respuesta del cerebro fue que debería hablar con el hipocampo (una estructura cerebral que se cree que tiene un papel significativo en la clasificación de hechos y/o sucesos que se van a recordar). Yo pregunté si el "hipocampo" hablaría conmigo. Una voz interna diferente respondió que estaría encantado de hablar conmigo. Después de hablar algo, entendí del hipocampo que se había quedado en "shock" durante el accidente por las fuerzas repentinas que había absorbido. En respuestas a mis preguntas adicionales, se me dio a entender que había una fuerza/energía desorganizada todavía presente en el hipocampo, que interfería con su capacidad de asignar, y reencontrar áreas del cerebro de información específica que el paciente deseaba recordar. El propio hipocampo no retenía estos datos. Incluso la memoria de algo muy reciente se archivaba y reencontraba en áreas específicas del cerebro. Me explicó que podía ayudar a reorganizar las energías dentro del hipocampo pasando mis propias energías "entrantes" a través de él. Si nuestro esfuerzo de reorganización tenía éxito, podíamos esperar una recuperación inmediata de la capacidad de memoria inmediata. Lo hicimos al tiempo que el hipocampo daba información y guiaba el trabajo. Al final de la sesión, la paciente podía repetirme series de números que yo le dictaba verbalmente. Ella repitió series de ocho números después de una espera de un minuto en diez ocasiones con solo cuatro errores. Esto era una buena mejora para una sesión de menos de una hora.

El seminario de "El Cerebro Habla" intenta ayudar a los participantes a desarrollar y utilizar las habilidades necesarias para llevar a cabo trabajos similares con pacientes y clientes. En *Ha nacido un cerebro*, he descrito alrededor de 30 áreas/ estructuras cerebrales diferentes. En el seminario, los participantes utilizan algunas de ellas para comenzar a aprender a trabajar. Los diálogos que resultan parecen revelar mucho acerca de estas áreas/estructuras que o están poco estudiadas, o existe poca información o un gran desacuerdo. A medida que acumulábamos datos de las experiencias de los seminarios comenzamos a ver experiencias procedentes de fuentes independientes. Cuando se acumulen las similitudes de función de experiencias de diálogo independientes, las consideraremos como validadas y entenderemos mejor las diferentes funciones y capacidades de adaptación del cerebro y la médula espinal, así como de otros muchos componentes. Es realmente excitante obtener la información de la misma fuente.

Liberación SomatoEmocional y el Psique

Yo había pedido a un doctor en psicología clínica con más de 20 años de experiencia en psicoterapia y terapia por hipnosis que me comentara la eficacia de la Liberación SomatoEmocional (LSE) realizada por terapeutas que no tenían necesariamente formación en psicoterapia ni en otro tipo de asistencia. Russell A. Bourne, Jr., Ph.D., es ese psicólogo. Está familiarizado con el proceso LSE y ha visto utilizarlo por muchos terapeutas que se han formado en TSC, LSE y trabajo con el cuerpo, incluso cuando no tenían formación alguna en asuntos relacionados con psicología. Él ha visto la liberación corporal y energética de las emociones trabajando sólo con las manos, acompañadas de por alguna ayuda verbal de sentido común. Sus comentarios se relatan a continuación. También nos sentimos afortunados de tener permiso para imprimir una breve explicación de como el LSE no es Psicoterapia, escrita por el osteópata inglés John Page. Su artículo sigue al del Dr. Bourne.

Psicología y Liberación SomatoEmocional por Russell A. Bourne, Jr., Ph.D.

Respondo a la petición de John tanto con placer como con valentía con unas pocas palabras teniendo en cuenta la relación entre la psicoterapia y la Liberación SomatoEmocional. Como psicólogo clínico, estoy bien enterado del debate existente acerca de qué servicios deben realizar los profesionales en el campo de la consulta y la psicoterapia. De hecho, muchas de las distintas profesiones relacionadas con la salud mental, es decir, psicología, psiquiatría, trabajo social y consultoría, han empleado cientos de horas y miles de páginas discutiendo entre ellas mismas acerca del objetivo de su competencia profesional y los límites adecuados o el alcance de su propia práctica. Parece como si muchas de estas personas desearan hacer equivalente unos grados o títulos académicos específicos con una competencia implícita.

Me gustaría explorar un grupo de cuestiones diferentes en las próximas páginas; cuestiones que creo que crean menos controversias y que puedan responderse fácilmente por profesionales y personas próximas. La primera cuestión que me gustaría considerar es si se cree o no que, en muchos casos, hay un componente emocional en un accidente físico importante o en una enfermedad. La mayoría de la gente respondería afirmativamente a esta cuestión que, además, conduce a una segunda cuestión: ¿Es importante reconocer y expresar esta componente emocional para curarse y recuperarse? Casi todo el mundo al que he preguntado responde con un rotundo "si". Parece bastante natural a la gente el que las emociones jueguen un papel importante en nuestra salud y bienestar.

Ahora, a riesgo de ser pedante, me gustaría plantear dos cuestiones adicionales. Estas cuestiones, que son también simples y continuación de las anteriores, influyen en la naturaleza de nuestro enfoque de la salud. Primera, ¿es posible para una persona experimentar un dolor físico como consecuencia de problemas emocionales o psicológicos? y una segunda, ¿se pueden liberar las emociones a través del cuerpo? De nuevo, cuando planteo estas cuestiones a profesionales y ayudantes, la respuesta abrumadora es algo así como. "Claro que sí, ¿quien puede pensar otra cosa?".

La idea de que los pensamientos y las emociones influyen en nuestro cuerpo es parte de nuestra cultura y la de nuestros antepasados durante cientos o miles de años. En los medios de comunicación actuales, podemos encontrar incontables referencias a la comunicación cuerpo-mente y a la importancia de responder con la totalidad de la persona cuando se tratar asuntos de accidentes, dolencias o enfermedades.

La influencia de nuestros pensamientos y emociones en nuestros cuerpos se demuestra bastante fácilmente por dos simples ejemplos de respuestas humanas ordinarias: el acto de sonrojarse en una situación embarazosa y el acto de llorar cuando se ve una escena emotiva en las películas. En cada caso una idea o pensamiento se cruza en la mente de uno, y en cuestión de segundos, el cuerpo responde. En el primer caso, la respuesta es una condición temporal de alta presión de sangre localizada en las mejillas y/o la garganta. En el segundo caso, la respuesta es la producción de lágrimas y/o el característico "nudo" en la garganta. Cada una de estas reacciones es una respuesta a un pensamiento - un proceso interno de la mente que después da como resultado directo una alteración fisiológica en el cuerpo.

Ahora, volvamos a la discusión de la Liberación SomatoEmocional y la psicoterapia. El consejo de salud mental y la psicoterapia son modalidades respectivas para ayudar a aquellos cuyas vidas han sido afectadas por un trauma físico o emocional, o cuyo progreso en la vida ha sido impedido por conflictos emocionales o afectivos. Hay, por supuesto, muchas escuelas y enfoques de psicoterapia. Como la mayoría conoce, a pesar de las orientaciones teóricas, los psicoterapeutas y consultores ofrecen básicamente, soporte, estudio y entendimiento a los que tienen problemas. Esta ayuda se acompaña esencialmente de la utilización de la palabra - conversaciones específicas y diálogos para dirigirse a objetivos o propósitos particulares.

Creo firmemente en el poder de la palabra, en nuestra capacidad para utilizar palabras e imágenes para facilitar una alteración en nuestro punto de vista así como en nuestro consciente. De hecho, creo que el lenguaje es un agente terapéutico extraordinariamente eficaz. De esta manera, como psicólogo que está familiarizado íntimamente con la psicoterapia y la Liberación SomatoEmocional, estoy completamente de acuerdo con la utilización del diálogo y el recuerdo en la práctica terapéutica de los que realizan Terapia SacroCraneal. Debido a que, como hemos apuntado, el lenguaje y el pensamiento influyen en las emociones, y debido a que las emociones influyen en el cuerpo, tiene sentido facilitar a esa emoción el que se exprese de forma permisiva y respetuosa, especialmente si libera la perduración o continuación de una enfermedad o dolencia física. Y eso, amigos míos, es lo que hacen muy bien la Liberación SomatoEmocional y la Imagen Terapéutica y Diálogo dentro del proceso de Terapia SacroCraneal.

Quizás uno o dos ejemplos ayuden a demostrar la utilidad y la calidad individual del proceso de LSE según lo practican los Terapeutas Sacrocraneales formados por Upledger. El primer caso se refiere a una mujer que cerca de cumplir los cincuenta años aprendió Terapia SacroCraneal en The Upledger Institute HealthPlex

Clinical Services mientras asistía a una reunión de soporte para los que tenían Sensibilidad Múltiple a los Productos Químicos (MCS).

Los síntomas de estos pacientes particulares son difusos e irregulares. En contra a los pacientes alérgicos, para los que normalmente existen antagonistas identificables o bien, en el ambiente tal como el moho o polen, o dentro de grupos de comidas particulares tales como productos frescos o de consumo diario, muchos pacientes MCS reaccionan frecuentemente a ambientes que son muy difíciles de identificar, o aislar, las sustancias agresoras.

Tal era el caso de esta paciente cuyos síntomas habían empeorado progresivamente en los tres años anteriores. De hecho, había llegado a un punto en que era necesario limitar su actividad diaria, salía poco de casa, cambiaba su ropa tres o cuatro veces al día para reducir el contacto, y, en general, vivía una vida muy limitada y aislada. Su salud se veía comprometida paulatinamente por su dieta, que era muy restringida, y el nivel de depresión y frustración que experimentaba le hacían sentirse miserable.

Después de seis tratamientos de Terapia SacroCraneal, comenzó a aventurarse a salir más frecuentemente de su casa y se encontró con mayor energía. Siguió experimentando sentimientos de depresión y estaba muy temerosa de hacer algo nuevo que pudiera provocarle una "reacción", que era el nombre que ella le daba al dolor físico y emocional y desorientación cognoscitiva que experimentaba como resultado de su MCS. Era incapaz de predecir estas reacciones, se volvió atenta y vigilante en su alerta ante el daño potencial que le podía hacer el entorno. Esto contribuía a un estado de alerta casi constante que era contraproducente para el objetivo de reducir su sensibilidad.

Fue durante la décima sesión de tratamiento de LSE cuando se tuvo en cuenta este estado crónico de tensión psicológica y de alerta constante. A ella le parecía que era necesario para su salud mantener ese estado de hipervigilancia, para estar siempre lista para protegerse a sí misma de un ataque potencial. Pero durante la sesión, ella estuvo de acuerdo en que era tan necesaria como perjudicial la presencia de este estado de alerta crónico. Cuando se le pidió que considerara como podría utilizar este estado para mejorar su salud, minimizando su influencia negativa, ella fue capaz de imaginar su aprensión y su tensión cambiándolas por una energía de curación que podía llevar desde su pecho, su cara y su garganta (donde ella normalmente sentía la tensión) a aquellas áreas de su cuerpo que podían beneficiarse de la presencia de una ayuda extra para la curación. Durante las siguientes semanas era capaz de dirigir su energía curativa hacia los pulmones, los ojos, las manos y el estómago.

Dirigiendo la energía curativa a estas áreas de su cuerpo que normalmente se veían afectadas durante una de sus reacciones, ella era capaz de reducir significativamente la frecuencia de las reacciones, así como la intensidad de las mismas. Aun cuando ella sigue teniendo cuidado con el entorno y todavía tiene que eliminar todas las sensibilidades químicas, el reconocimiento del conflicto emocional que sentía sobre su estado de alerta constante, y el aumento del sentimiento de control y de poder interpersonal que experimentó abriendo su psicología a nuevos campos para contribuir a su salud general, han contribuido significativamente a mejorar su bienestar general y su calidad de vida.

El segundo caso se refiere a una mujer cerca de la treintena, que estaba empleada como enfermera diplomada y había sido aceptada en la escuela médica, cuando sufrió un traumatismo cerebral como resultado de ser atropellada por un automóvil, cuando paseaba en su bicicleta. Ella había completado el programa interino normal de rehabilitación de su hospital antes de venir a UI HealthPlex nueve meses después del accidente.

Cuando la vi por primera vez, ella experimentaba fatiga, pérdida de memoria, tartamudeo al hablar, sentimientos de depresión y apatía - todos los síntomas típicos postraumáticos que podían experimentar los pacientes con lesiones cerebrales. Había estado en distintas consultas en busca de ayuda, debido a que se había reducido su actividad diaria y tenía contínuos problemas de habla. Según todas las indicaciones, había sido una paciente de rehabilitación motivada y consciente, que había trabajado duro para recuperar sus antiguas habilidades.

Fue durante su cuarta sesión de Terapia SacroCraneal cuando se realizó una pregunta relacionada con el proceso de su adaptación y sus esperanzas para el futuro. Ella empezó a sollozar y a expresar con pena y enojo que ya no sería la misma de antes, que nunca volvería a ser ella misma. Se sentía traicionada por su cuerpo y no creía que pudiera volver a ser la persona que había sido.

Por supuesto, estos sentimientos son naturales en aquellos que han experimentado este nivel de trauma físico y pérdida de sus capacidades. Justo antes de la sesión, no había sido capaz de aceptar activamente su sentimiento de pérdida, desacuerdo y frustración. De hecho, ella no se había permitido lamentarse por las perdidas de su "completo ego", y la energía emocional gastada en apartar estos sentimientos de pesar y tristeza era grande. Parecía que había mantenido un estado de tensión física extrema en su esfuerzo para controlar la expresión de estas emociones. Consiguientemente, esta tensión física había interrumpido su patrón normal de habla. Adicionalmente, su preocupación por su "antiguo yo" y su casi obsesiva orientación hacia el pasado habían servido de vehículo para su depresión e interrumpido su movimiento hacia la recuperación.

A medida que permitió que se liberara la lástima que sentía hacia si misma, fue liberando la tensión física a través de la boca, la mandíbula, la garganta y el tórax. Al final de la sesión, ella y su acompañante quedaron igualmente sorprendidos por el grado de mejora inmediata de su habla. Ella tartamudeaba con menos frecuencia y sus pensamientos fluían más libremente. Mediante las sesiones siguientes, continuó mejorando en el habla, a nivel cognoscitivo y en su humor.

Al final de su visita, ella declaró que había encontrado la forma de decir adiós a su antiguo yo y que estaba animada en el proceso de comenzar a conocer su nuevo yo. Eran claros los beneficios psicológicos y físicos que había obtenido de la Terapia SacroCraneal y de la Liberación SomatoEmocional. Con la ausencia de las barreras que eran inherentes a su estado anterior de lástima y tristeza reprimidos, ella había progresado a un estado de mayor bienestar físico y hacia un renovado optimismo.

En ambos casos, hubo restricciones físicas y emocionales. Cuando se liberaron, estas interferencias manifestaron una energía física detectable. La lógica de la presencia antes y después de un trauma de una energía física es de sentido común. Un poco más sorprendente fue reconocer que se realizaba una respuesta de energía física a aspectos emocionales de enfermedad y lesión. Según mencioné al comienzo de estas notas, la forma en la que las emociones pueden influir en nuestros cuerpos es profunda. Debido a que el sistema de respuesta del cuerpo es esencialmente energético (es decir, bioquímico, electromagnético y vibratorio), tiene perfecto sentido que una liberación emocional pueda estar acompañada de una liberación o pérdida significativa de energía.

En el primer caso, la percepción de esta energía estaba combinada con una elevación perceptible de la temperatura corporal sobre un área localizada en el pecho de la paciente. El calor parecía provenir justo de la parte superior de su esternón durante aproximadamente 60 segundos, y fue seguido por un profundo y prolongado lamento. Fue como si ella hubiera liberado una tremenda y pesada energía mantenida herméticamente en la parte superior de su cuerpo.

En el segundo caso, ocurrió una vibración de tipo espásmico en el cuello y los hombros de la paciente al tiempo que la percepción de una fuerza magnética apartaba las manos del terapeuta del cuerpo de la paciente. Este fenómeno palpable de energía duró de 20 a 30 segundos y, como en el caso de la primera paciente, también dio lugar a un lamento de liberación audible, profundo y resonante.

Según John ha escrito en otra parte, la liberación de estos Nudos de Energía parece permitir una reorganización dentro del complejo cuerpo/mente/espíritu de cada paciente. Los recursos personales que se necesitaban para mantener estos respectivos nódulos de energía ya no se necesitan para evitar un estado disfuncional. De esta forma, la curación del paciente puede avanzar de forma más adecuada.

Los beneficios de combinar la Liberación SomatoEmocional y la Imagen Terapéutica y Diálogo con las técnicas terapéuticas de la Terapia SacroCraneal son incuestionables. El cuerpo, la mente y el espíritu son uno cuando se intenta promover el potencial total de cada uno de nosotros y, obviamente, la salud de cualquiera de estas tres dimensiones influye en la salud de las otras dos.

Como el profesor de mi tesis doctoral en la Universidad de Virginia, el Dr. Paul Water, me enseñó hace años, "Lo que vamos a ser, lo estamos haciendo ahora." Este respeto por nuestro proceso de evolución individual es característico de los principios de la Terapia SacroCraneal y la Liberación SomatoEmocional. Además, el reconocimiento de John Upledger de los procesos e ideas de desarrollo y paradigmas del cambio, así como las innovaciones que sugieren, le sitúan aparte de la mayoría de nuestras profesiones. De hecho, nos beneficia a todos el hecho de que individuos como el Dr. Upledger continúen investigando nuevos enfoques a la salud diseñados para ayudarnos unos a otros en nuestro viaje personal hacia la salud y el bienestar, hacia el reconocimiento de nuestro completo potencial y llegando a todo lo que podemos ser en esta vida.

¿Porqué LSE no es Psicoterapia? por John Page, D.O.

LSE significa contacto físico, proceso físico. Es esencialmente una terapia física que lleva consigo el proceso de pensamiento, la consciencia. La psicología no requiere contacto o proceso físico. La psicoterapia se aplica a una tarea identificada previamente utilizando herramientas ordenadas previamente. La LSE es una aventura compartida, idealmente no pre-definida, que prospera de forma inesperada. La LSE requiere la utilización flexible de muchas técnicas, y continuamente se inventa otras nuevas, presentándose como regalos para el facilitador flexible que las conoce. La psicoterapia está <u>dirigida</u> por un experto reconocido. La LSE es <u>ayudada</u> por un facilitador, parte de cuya habilidad reside en no necesita saber que es lo que hay.

La psicoterapia tiene sistemas, tradiciones, enfoques y especialidades. De esta forma tenemos terapeutas para renacer, de la vida pasada, etc. El paciente es una persona con una necesidad, sin fuerzas, que está buscando ayuda de un experto externo. Puede existir la tentación por parte del paciente de imponer al psicoterapeuta su propio sistema. La LSE no tiene sistema como tal. La psicoterapia Puede ser usada sintomáticamente como un espadadrapo[Ò], la LSE tiene como objetivo liberar las causas.

La psicoterapia la realiza una persona a otra persona, en la mayoría de las formas en que es aplicada. La LSE la hace una persona, para ella misma, con la ayuda de otros.

La LSE puede producirse espontáneamente.

XXVI.

Preguntas y Respuestas

Embarazo y Nacimiento

P: ¿Es segura la Terapia SacroCraneal para mí ahora que estoy embarazada?

R: Si, es segura, e incluso recomendable, ya que la Terapia SacroCraneal pone en movimiento y mejora muchos de los procesos de adaptación normal de tu cuerpo. Para estos procesos es necesario estar plenamente operativo durante el embarazo. La Terapia SacroCraneal puede ayudar definitivamente.

P: He oído que la Terapia SacroCraneal puede inducir el parto. ¿Puede inducir un parto prematuro?

R: La Terapia SacroCraneal ayuda a los procesos fisiológicos normales. Cuando se aplica correctamente nunca va contra lo que el cuerpo quiere hacer. Por lo tanto, nunca inducirá un parto prematuro a menos que haya algo anormal en el embarazo y el cuerpo quiera abortar de forma natural.

P: Si mi parto parece no llegar nunca, ¿podría ayudarme la Terapia SacroCraneal?

R: Si, la Terapia SacroCraneal frecuentemente parece ser el vehículo que da la energía en un parto parado. Esto puede suceder por muchos mecanismos diferentes, pero en realidad no importa cual es el teóricamente correcto. Después de la Terapia SacroCraneal se produce frecuentemente un parto natural y rápido.

Lactantes y Recién Nacidos

P: ¿Cuando puede ser tratado un recién nacido con Terapia SacroCraneal?
R: Dependiendo de la habilidad del Terapeuta Sacrocraneal, el primer tratamiento puede hacerse a los pocos minutos del parto. Cuanto más pequeño es el bebé, más experto debe ser el terapeuta. La actividad del sistema sacrocraneal es extremadamente sensible en el momento del parto, pero se vuelve más aparente según pasan las horas de vida fuera del seno materno. Para estar seguro de lo que se hace, el terapeuta sacrocraneal debería ser capaz de percibir el ritmo sacrocraneal del recién nacido. De esta forma, el momento correcto para tratar al niño puede ser una hora después del parto. Otro terapeuta con menos experiencia y desarrollo perceptivo puede necesitar esperar un día, una semana, un mes o un año.

P: ¿Porqué podría querer que trataran a mi hijo recién nacido?
R: La Terapia SacroCraneal puede corregir problemas en el sistema sacrocraneal de forma inmediata y perdurable. Estos problemas, cuando se corrigen, pueden evitar la aparición de cólicos, problemas respiratorios, hiperactividad, dislexia, espasmos, síndromes de hipotonía y alergias. Aunque no se ha probado todavía, yo creo que también puede ayudar en casos de parálisis cerebral, escoliosis, y problemas de dentición que requieren ortodoncia más adelante. Además, se ha demostrado que mejora la salud general del niño.

El postparto de las Madres

P: ¿Cómo puede ayudar la Terapia SacroCraneal a las nuevas madres?
R: De varias formas: (1) Ayuda a restablecer el equilibrio hormonal; (2) Ayuda a aliviar la depresión postparto; y (3) restablece la función pélvica normal, eliminando de esta forma muchos de los problemas de espalda que se producen después del parto.

P: Yo tuve problemas de sobretensión después de mi segundo hijo. ¿Podría ayudarme la Terapia SacroCraneal?
R: Muy frecuentemente la sobretensión sanguínea debida a alguna razón vuelve a la normalidad después de unas pocas sesiones de Terapia SacroCraneal.

P:¿Puede hacerme perder el peso que gané durante el embarazo?

R: Si la normalización de su sistema endocrino y la movilización de los fluidos corporales puede ayudar a perder ese peso, la respuesta es sí.

Niños

P: ¿En qué tipo de problemas ayuda la Terapia SacroCraneal a los niños?

R: Esta es una pregunta tremendamente amplia. Trataré de respondes basándome sólo en mi propia experiencia personal.

1. ***Alergias***

Respiratoria — La Terapia SacroCraneal es una ayuda definitiva cuando se combina con la Liberación SomatoEmocional.

Alimentos — La Terapia SacroCraneal es también una ayuda cuando se encuentran y liberan problemas estructurales. Existen otras causas de alergias a los alimentos que no se corrigen por Terapia SacroCraneal.

2. ***Cólicos, problemas de digestión o excreción*** se corrigen por la Terapia SacroCraneal en un setenta y cinco por ciento de los casos a menos que se deban a tumores u otros problemas patológicos graves.

3. ***Problemas psicológicos*** — La Terapia SacroCraneal ayuda al terapeuta a desarrollar confianza y relación con el niño muy rápidamente. De esta manera, pueden descubrirse problemas emocionales. Por otra parte, he visto desaparecer algunos problemas "psicológicos" cuando se ha corregido un problema sacrocraneal. Estos problemas no tenían una base emocional. Aunque aparentaban ser psicológicos, se debían a disfunciones del sistema sacrocraneal.

4. ***Los niños Hiperactivos*** son tratados muy eficazmente con Terapia SacroCraneal cuando el problema no tiene un origen emocional. Según mi experiencia, entre el cincuenta y el sesenta por ciento de los problemas en niños hiperactivos tienen una base sacrocraneal.

5. ***Discapacidades de aprendizaje y dislexia*** — Como en el caso de los niños hiperactivos, cuando el problema se origina en el sistema sacrocraneal, el tratamiento es muy eficaz. Esto ocurre entre el cincuenta y el sesenta por ciento de los casos.

6. ***Síndrome de Down*** — Esta es una cuestión muy difícil. Lo que puedo decir es que los niños con síndrome de Down que han recibido Terapia SacroCraneal han sido felices y frecuentemente sobrepasan las expectativas normales.

7. ***Retraso mental*** — Si los niños "retrasados" responden o no de forma inmediata a la Terapia SacroCraneal depende de la causa del "retraso". He tenido algunos resultados positivos importantes en casos seleccionados. En otros, se con-

siguió que mejorara la salud cuando se trataron, pero no se volvieron más inteligentes.

8. ***Parálisis cerebral*** — La mayoría de mis experiencias han sido con casos espásticos. Estos niños han mejorado todos - algunos de forma sorprendente, otros solo un poco. De nuevo, depende de la causa de la parálisis. A veces la espasticidad se alivia pero el niño se queda con parálisis flácida. La flacidez es más confortable que la espasticidad, de forma que algo se consigue.

9. ***Convulsiones*** — La respuesta de los casos de los niños con convulsiones depende estrictamente de la razón de las mismas. He visto muchos niños que han dejado de padecer convulsiones sin medicación según se llevaba a cabo la Terapia SacroCraneal. Algunos niños cuyas convulsiones se deben a desórdenes más profundos del cerebro no responden en absoluto. La mayoría dejan de tener convulsiones y requieren una dosis reducida de medicación.

10. ***Autismo*** — A finales de los años 70 realizamos intensas investigaciones durante tres años con niños autistas. Descubrimos mejoras significativas en el comportamiento autodestructivo, en el aspecto afectivo y en la interacción social. Normalmente estas mejoras se deterioraban entre los tres y seis meses después de dejar de recibir Terapia SacroCraneal. Esta es una situación ideal para los padres que quieran aprender a tratar a sus hijos, y es un tema importante para investigaciones posteriores.

P:¿Proporciona algún beneficio la Terapia SacroCraneal a los niños normales?

R: Creo firmemente que la Terapia SacroCraneal es uno de los programas de tratamiento disponibles hoy en día más potentes y eficaces para mejorar la salud. Así que a la vista de mis opiniones, la respuesta es sí.

P: He oído que la Terapia SacroCraneal se puede utilizar en enfermedades de la niñez como varicela, paperas, sarampión, etc.

R: Mi experiencia ha sido que la Terapia SacroCraneal puede utilizarse eficazmente para bajar la fiebre y facilitar el paso del punto crítico de la enfermedad en la mayoría de estas condiciones. Pienso que apoya al sistema inmune y moviliza el sistema nervioso autónomo de forma que las defensas del cuerpo se utilizan mejor.

P: ¿Qué pasa con la escoliosis?

R: En algunos casos de escoliosis, la causa es sacrocraneal. Con más frecuencia que no, pienso que, el tubo de la membrana duramadre que baja por el canal espinal tiene un retorcimiento que se puede detectar en los primeros años de la vida. La espina resiste la torsión todo lo que puede, pero en algún momento en el periodo de la pubertad o preadolescencia, la espina se comienza a torcer respondiendo a la torsión de la membrana duramadre. Esto es el comienzo de la escoliosis. A veces, si se coge a tiempo, esto puede corregirse utilizando Terapia SacroCraneal, y la escoliosis desaparece.

P: ¿Cómo trabaja la Terapia SacroCraneal con la ortodoncia?

R: Verdaderamente muy bien. Frecuentemente acorta el curso de la ortodoncia y ocasionalmente elimina la necesidad de la misma. Yo sugiero que todos los niños se sometan a una Terapia SacroCraneal antes de embarcarse en el curso de una corrección de ortodoncia.

P: ¿Se puede ayudar en el estrabismo?

R: Cuando el problema se debe a la tensión de la duramadre que afecta a los nervios ópticos, los resultados son excelentes y rápidos. Yo he ayudado a varios niños a evitar operaciones quirúrgicas en los ojos utilizando técnicas de Terapia SacroCraneal.

Adultos

P: Yo no tengo ninguna duda, pero soy curioso. ¿Puedo tratarme con Terapia SacroCraneal?

R: Naturalmente. Nosotros creemos que la Terapia SacroCraneal suministrada regularmente, aunque se goce de la buena salud, es una de las mejoras actividades de mejora de la salud que se pueden realizar. Uno puede descubrir que se siente incluso mejor de lo que podía imaginar. Estoy seguro que se tendrán menos enfermedades.

P: ¿Qué es lo que hace la Terapia SacroCraneal con los dolores de cabeza?

R: Los dolores de cabeza son una de las quejas más comunes que tratamos con la Terapia SacroCraneal y sus técnicas derivadas. Yo diría que tenemos éxito en el 80-90 por ciento de los casos de dolor de cabeza que se nos han presentado independientemente del tipo que sean.

P: ¿Qué opina del dolor de espalda crónico?

R: De nuevo se produce un éxito sobresaliente cuando se utiliza la Terapia SacroCraneal contra los dolores de espalda, incluyendo la rotura de discos vertebrales. Trabajamos de dentro (núcleo) a afuera. Cuando se corrige el "núcleo", el exterior (problema periférico) o se corrige por sí mismo o se vuelve manejable por medio de tratamientos convencionales.

P: He oído que se utiliza la Terapia SacroCraneal para apoplejías, daños en el cerebro y la médula espinal, esclerosis múltiple y toda clase de problemas del cerebro, médula espinal y sistema nervioso. ¿Cómo son los resultados?

R: Utilizamos la Terapia SacroCraneal combinada con todos los otros métodos descritos en este libro en estas clases de problemas. Casi siempre obtenemos mejoras significativas. Se trata de pacientes que normalmente han sido abandonados por la medicina convencional. Nosotros les damos la bienvenida en nuestro programa intensivo de dos semanas. Este programa está patrocinado por los Servicios Clínicos HealthPlex del Instituto Upledger. La cuarta parte del coste de nuestro trabajo en este programa es gratis para el paciente, también recibimos donaciones. Muchos de estos pacientes se han arruinado siguiendo el sistema de tratamiento y rehabilitación convencional.

Se pueden enviar donaciones deducibles fiscalmente a:

The Upledger Foundation
11211 Prosperity Farms Road
Palm Beach Gardens, FL 33410

P: Si este método de tratamiento es tan bueno, ¿porqué no ha sido incorporado al sistema de salud convencional?

R: El cambio requiere tiempo. Nuestro enfoque está siendo reconocido continuamente, pero luchamos contra muchos dogmas, algunos de los cuales son:

1. Los huesos del cráneo no se mueven.
2. La mente no puede controlar el cuerpo.
3. Toda la memoria se encuentra en el cerebro.
4. Es ridícula la transferencia de energía entre el paciente y el terapeuta.
5. Los daños en el tejido nervioso son permanentes.

Y muchos otros...

A pesar de estas creencias anticuadas pero firmemente arraigadas, creo que nuestro nivel de aceptación es muy bueno.

P: ¿Que se puede hacer contra las depresiones?

R: En tipos específicos de depresión, la Terapia SacroCraneal es probablemente el tratamiento más eficaz que se conoce. En otros, cuando se combina con la Liberación SomatoEmocional y la Imagen Terapéutica y Diálogo, los resultados son buenos.

P: ¿Que se puede hacer con el PMS?

R: En la mayoría de los casos podemos llevar al paciente a la total erradicación de este problema. La Terapia SacroCraneal puede y de hecho ayuda a los órganos de la pelvis a funcionar más eficazmente. También mejoramos la función del sistema endocrino, en este caso la pituitaria, las glándulas adrenales y los ovarios.

P: ¿Qué hay acerca de la retención crónica de fluido? ¿Se puede ayudar en esto?

R: La Terapia SacroCraneal aumenta la movilidad del fluido a través del cuerpo; de esta forma ayuda en la retención de fluido, si es debido a problemas de corazón, de riñón, desequilibrio mineral, o cualquier otra causa. Debe ser utilizada regularmente si la causa se prolonga. En este caso nos gusta enseñar a un miembro de la familia para que trate al paciente diariamente.

P: ¿Cual es su experiencia con la artritis?

R: Hay varias clases de artritis. La más común es la osteoartritis. Probablemente la más notoria es la reumatoide, que es de naturaleza inflamatoria. Ambos tipos de artritis pueden mejorar y responden a la Terapia SacroCraneal. En estos casos también nos gusta enseñar a miembros de la familia a tratar al paciente diariamente. Este enfoque es el que ofrece la mejor respuesta.

P: He oído que se han obtenido algunos resultados interesantes con pacientes en coma.

R: Si, el número de pacientes no es alto, pero de los pocos que he tratado, los resultados han variado entre buenos y espectaculares. Algunos de nuestros estudiantes más avanzados nos han informado de resultados similares. Nos gustaría tener la oportunidad de trabajar más en este campo.

P: ¿Cual es la diferencia entre Terapia SacroCraneal, Osteopatía Sacrocraneal, Craneopatía Quiropráctica y Técnica Sacrooccipital?

R: En los otros enfoques mencionados arriba, el movimiento de los huesos es el objetivo prioritario. En la Terapia SacroCraneal, los huesos se utilizan para manipular más profundamente en el sistema de membranas y fluidos. De esta forma, el movimiento de los huesos es un objetivo que hace posible la Terapia SacroCraneal. En puridad de ideas, las otras formas de trabajo craneal actualmente están comenzando a utilizar los conceptos de la Terapia SacroCraneal y están empezando a observar y a trabajar más profundamente.

Otra gran diferencia es que la Terapia SacroCraneal utiliza una técnica de toque más leve. Con mucha frecuencia, las fuerzas internas y la energía del paciente proporcionan lo que se requiere para las correcciones terapéuticas del sistema sacrocraneal.

En el trabajo craneal, según se practica en el modo tradicional osteopático como en el quiropráctico tradicional, el terapeuta frecuentemente fuerza al paciente a la "corrección". Este enfoque permite más errores por parte del terapeuta y produce más traumas en las sesiones de tratamiento.

P:¿Porqué algunas personas se sienten peor después de un tratamiento?

R: Existen varias razones para estas molestias post-tratamiento. Una es que su cuerpo está re-experimentando un trauma previo o una lesión según se está liberando por medio de sus tejidos. Esto puede llevar varios días. Otra es que áreas de entumecimiento han revivido y son más sensibles. También ocurre frecuentemente que el cuerpo se ha adaptado a una disfunción. Cuando eliminamos dicha adaptación según llegamos más cerca del centro del problema, el dolor suprimido aflora de nuevo.

También debemos considerar que el dolor es una percepción. Cuando un paciente mantiene la esperanza de corregir un problema, el subconsciente empeora el dolor de forma que nosotros no pararemos hasta que el problema completo se resuelva. Hay muchas razones individuales para un empeoramiento de los síntomas después de un buen tratamiento.

No podemos negar la posibilidad de que el terapeuta apriete. Esto puede provocar una reacción de dolor. Este apretón se produce normalmente por la aplicación de una fuerza excesiva y/o intentando hacer que el cuerpo del paciente haga lo que el terapeuta cree que es correcto. Nosotros seguimos la máxima "seguir al cuerpo, no conducirlo".

P: ¿Qué es memoria de los tejidos o celular?

R: No lo sé exactamente, pero si se observa lo que sucede durante el proceso de tratamiento y curación, parece que los tejidos individuales y probablemente las células han rememorado experiencias que han pasado.

P: ¿Como puede decir lo que tengo mal levantándome las piernas?

R: Utilizamos la percepción de actividades energéticas muy sutiles en el cuerpo para enfocar la fuente de patrones de energía anormales. También utilizamos una suave tracción en las piernas para ver si la resistencia de los tejidos es simétrica o no. Hacemos esta clase de evaluaciones sobre todo el cuerpo, simplemente se nota más en las piernas porque levantarlas es más aparente que cuando se tocan las costillas, la espalda o la cabeza. Pero hacemos esencialmente la misma evaluación sobre muchas regiones corporales.

P: ¿Porqué parece que el terapeuta no se mueve?

R: Porque apenas nos movemos. Lo que buscamos en la Terapia SacroCraneal es extremadamente sutil. Se necesita práctica, pero una vez que se ha aprendido se sabe para siempre.

P: ¿Cómo se puede hacer un tratamiento utilizando un masaje tan suave?

R: Como he dicho antes, en la Terapia SacroCraneal intentamos inducir al cuerpo del paciente a corregirse. Nosotros, como terapeutas, ayudamos a la tendencia natural correctiva del cuerpo del paciente. Cuando se utiliza una fuerza ligeramente mayor, puede despertarse la defensa corporal del paciente contra la intrusión. Cuando el cuerpo del paciente comienza a defenderse por sí mismo contra el terapeuta, los tejidos del cuerpo del paciente se tensan intentando preservar su estado. Cuando nos enfrentamos con esta situación el terapeuta puede: (1) aplicar más fuerza para vencer la resistencia del paciente; o (2) aligerar el masaje, como hacemos en Terapia SacroCraneal, de esta forma se permite que los tejidos del paciente se relajen y se obtiene una liberación terapéutica simplemente añadiendo lo justo al mecanismo auto-correctivo del paciente para hacerlo efectivo.

De nuevo nos enfrentamos con esa diferencia de enfoque que separa a la Terapia SacroCraneal de las otras técnicas craneales. Esta diferencia es lo que hace que la Terapia SacroCraneal sea segura y pueda ser utilizada por personal no médico. Puede ser aplicada al estilo de un recetario de cocina e incluso así se obtienen resultados terapéuticos.

P: Recibí tratamiento con Terapia SacroCraneal y estoy extrañado por su enfoque. tenía un dolor en el hombro y el terapeuta lo curó trabajando sobre el sacro y la pelvis. ¿Cómo puede suceder esto?

R: Hay varias formas en que esto puede ocurrir. Primero, el sistema sacrocraneal conecta el sacro y la pelvis con el cuello y la cabeza por vía del tubo de la membrana duramadre que corre a través del canal espinal. Una tensión anormal en esta membrana en su punto final puede mostrarse fácilmente en el otro extremo. En este caso la tensión anormal de la membrana probablemente estaba justo tirando de los canales de la membrana que cubren las raíces nerviosas según salen hacia la espalda. Esta tensión provocaba una sensación de dolor en el lugar al que se dirigen los nervios, en este caso su hombro.

Otra posibilidad depende se la continuidad cabeza-cola de los tejidos conectivos (aponeurosis) que forman todos los músculos, huesos, órganos, etc. Un retorcimiento en la pelvis puede ascender fácilmente por fuera del sistema sacrocraneal a través de su aponeurosis a la aponeurosis y/o los nervios de su espalda.

Todavía otra posibilidad es que el sacro estuviera retorcido y provocara una torcedura en toda la espina para compensarla. Como existe una tolerancia ligeramente menor en las aberturas por las que pasan las raíces nerviosas del canal espinal entre las vértebras en la base del cuello, el nervio del hombro puede estar pinzado. En algunos de estos casos, cuando la situación anormal en el sacro y la pelvis se corrige, el efecto en la parte superior se elimina y el dolor desaparece.

Se requiere un buen terapeuta para encontrar la causa a tales distancias. Enseñando Terapia SacroCraneal empleamos un gran esfuerzo y tiempo enseñando diagnosis del cuerpo completo. Este enfoque descubre la causa subyacente, incluso cuando están tan distanciadas del lugar del dolor.

P: ¿Porqué tengo problema ATM cuando no tengo nada anormal en mi dentadura?

R: El problema ATM, según mi experiencia, es más frecuentemente un efecto o resultado del sistema sacrocraneal o de una disfunción del sistema articulación-hueso-músculo. Anteriormente describí un caso en el que el problema ATM provenía de los músculos de las nalgas. Vd. es un ser completo, y cada parte de su cuerpo está conectada al resto. No podemos permitir que la localización del dolor y de los síntomas nos despisten. Debemos encontrar la causa. Puede estar escondida. Puede estar situada casi en cualquier lugar, pero su descubrimiento es parte del interés de hacer este trabajo.

P: ¿ Ayuda la Terapia SacroCraneal a los que nos estamos haciendo viejos, más torpes, frágiles y estamos perdiendo la memoria?

P: La respuesta es un rotundo "Sí". He tratado con regularidad a gente que sobrepasa los ochenta años. Esta gente se vuelve más ágil y móvil. Tienen más energía y muestran un intelecto y una memoria mejorados. También ayuda a luchar contra la retención de líquidos y mejora la resistencia a resfriados, gripe,etc.

P: ¿Como pueden utilizar mejor la Terapia SacroCraneal las personas más viejas?

R: Idealmente me gustaría que cada anciano fuera tratado una vez al mes por un terapeuta Sacrocraneal competente. Además, me gustaría que los miembros de la familia se entrenaran en algunas técnicas muy sencillas de forma que pudieran aplicar una limitada Terapia SacroCraneal a aquellas personas mayores al menos tres veces por semana. He enseñado a gente mayor a tratarse entre sí con éxito. Esto proporciona una ayuda fabulosa al sentido de autoestima de los pacientes.

Incidentalmente, nuestro éxito utilizando unas técnicas específicas y muy fáciles de aprender de Terapia SacroCraneal para pacientes con daños leves ha sido excelente.

P: ¿Cómo puedo ser tratado por un Terapeuta Sacrocraneal?

R: Tenemos varias personas altamente cualificadas en nuestros servicios del Upledger Institute HealthPlex Clinical Services en Palm Beach Gardens, Florida, que estarían encantados de verle y mostrarle nuestro tratamiento. Puede llamar al 561-622-4706. También ofrecemos un directorio de alumnos compuesto por practicantes licenciados de técnicas de curación que han recibido cursos de postgrado en Terapia SacroCraneal. Puede adquirir este directorio a través del Upledger Institute en el 1-800-233-5880, o con llamada local en el 561-622-4334.

P: ¿ Cuales son las credenciales de aquellos que trabajan fuera del Instituto?

R: Mientras tomamos precauciones respecto a ramificaciones legales, nosotros les dirigiremos a las personas que han completado satisfactoriamente nuestro programa avanzado. Nuestro único requisito es que tengan licencia para practicar alguna profesión relacionada con la salud que les permita legalmente realizar Terapia SacroCraneal. Les dirigiremos a quienes han demostrado tener gran habilidad en el uso de la Terapia SacroCraneal. Dichas personas pueden ser doctores, médicos osteópatas, dentistas, quiroprácticos, enfermeras, fisioterapeutas, terapeutas ocupacionales, masajistas terapéuticos, otro tipo de trabajador de la sanidad o practicante de la acupuntura. Incluso tenemos algunos fisioterapeutas que han adquirido nuestras técnicas y las vuelven muy beneficiosas con sus manos. El aspecto principal es la habilidad de imposición de las manos. Les informaremos de sus otras credenciales y vds. decidirán si dicha persona es aceptable o no para realizar la Terapia SacroCraneal.

P:¿Pagan los seguros médicos la Terapia SacroCraneal?

R: La mejor respuesta que puedo dar es que depende de las credenciales del terapeuta y de la clase de cobertura del seguro. La Terapia SacroCraneal está siendo reconocida paulatinamente por parte de la compañías de seguros, pero el cambio no se puede producir de la noche a la mañana. Esta es una nueva teoría. Los resultados serán al final la forma en que se obtenga el reconocimiento.

Terminando

Espero que este libro le haya abierto algunas puertas. También espero que recupere algo de su poder. Después de todo, todos nacemos con el poder de ayudar a curar a otros. Después nos convencieron de que no es así. Inténtelo, vd. puede hacerlo.

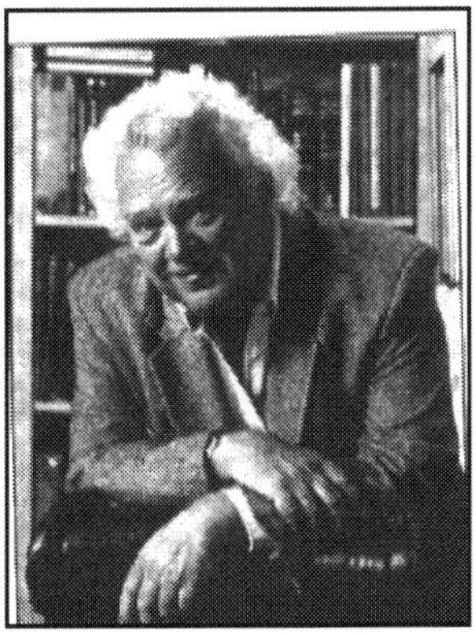

Recuerde, Terapia SacroCraneal, Memoria de los Tejidos, Liberación de Nudos de Energía, Direccionamiento de la Energía, Liberación SomatoEmocional e Imagen Terapéutica y Diálogo son todas técnicas naturales para sanar y curar. Si se practican con un razonable sentido común, cualquiera de ellas carece de riesgos o efectos secundarios. Pocos enfoques terapéuticos cumplen estos requisitos.

El **Dr. John E. Upledger (D.O., O.M.M., D.Sc.)** es Miembro de the American Academy of Osteopathy, Académico de the British Society of Osteopathy, y Doctor en Ciencias. Sus especialidades incluyen Manipulación Osteopática, Terapia SacroCraneal, Liberación SomatoEmocional, Acupuntura, y Medicina Preventiva. A través de su carrera como médico osteopático, ha sido reconocido como un innovador y promotor de la investigación de nuevas terapias. Su desarrollo de la Terapia SacroCraneal, en particular, le ha supuesto reputación internacional.

Aunque la mayoría de su experiencia tuvo lugar practicando en su clínica privada, el Dr. Upledger trabajó desde 1975 hasta 1983 como investigador clínico y profesor de biomecánica en la Universidad del Estado de Michigan. Fue durante esos años cuando supervisó a un equipo de anatomistas, psicólogos, biofísicos y bioingenieros en experimentos de prueba de la existencia e influencia del sistema sacrocraneal. Como resultado de sus estudios científicos, se explicaron la función del sistema sacrocraneal y su utilización para la evaluación y tratamiento de las disfunciones poco estudiadas del cerebro y la médula espinal. Fue también durante este periodo cuando el Dr. Upledger desarrolló y refinó las técnicas de Terapia SacroCraneal que hoy en día se enseñan en el programa educativo del Instituto Upledger a diversos profesionales de la salud, incluyendo médicos osteópatas, doctores en medicina, psiquiatras, dentistas, enfermeras, quiropracticantes, fisioterapeutas, terapeutas ocupacionales, y masajistas terapéuticos.

Los libros del Dr. Upledger incluyen *CranioSacral Therapy, CranioSacral Therapy II: Beyond the Dura, SomatoEmotional Release and Beyond*, y *A Brain is Born*.

Otros títulos de MANDALA ediciones

ACUPUNTURA
Alvarez Simó , Dra. E. -TRATADO DE ACUPUNTURA VOL. I
Alvarez Simó , Dra. E. -TRATADO DE ACUPUNTURA VOL. II
Escuela de MTC - ACUPUNTURA FACIL
Fratkin , Jake -APARATOS DE ELECTROACUPUNTURA
He , Dr. Suhuai -Tratamiento y diagnóstico diferencial Vol. I
Nogueira , Carlos Acupuntura T.I. -Fundamentos de Bioenergética
Nogueira , Carlos Acupuntura t.II.- Fisiopatología y Tratamiento
Nogueira , Carlos -SIDA enfermedad epidémico-cósmica
Requena , Dr. Yves -ACUPUNTURA Y PSICOLOGIA
Hoang Ti (Emperador Amarillo) -NEI KING. Ling Shu.
Hoang Ti -SU WENN 1° parte
Hoang Ti -Su WENN 2° PARTE)
Villaverde , Juan R. -Kinesiología aplicada en Acupuntura
Villaverde , Juan R. -PUNTOS AH-SHI. Trigger Points
Villaverde, Juan -Tratamiento de las arrugas por cromopuntura

ECOLOGIA
Allaby , M. -CASA ECOLOGICA, LA
Cabal , Esteban -HISTORIA DE LOS VERDES
León Lacal , Alejandro -ALTERNATIVA VERDE , LA

ESPIRITUALIDAD
Díez , Fernando -El Asceta
Forner, Roseta -Alas de luz
Juana María -Trilogía Angélica (Vivencias, Mensajes, Decretos)
Kühlewind, Georg -De la normalidad a la salud
Kühlewind, Georg -La Vida del Alma. Psicología espiritual
Martín , Consuelo -Meditar con el ASTAVAKRA SAMHITA
Martín , Consuelo -SÉ UNA LUZ
Martín , Consuelo -VERDADERO Y LO FALSO EN RELIGION

HOMEOPATIA
Clarcke , Dr. John -EL PRESCRIPTOR . Formulario terapéutico
Muller , Dr. Clothar -INDICADOR CARACTERISTICO

KINESIOLOGIA

Butler, Brian H. -INTRODUCCION A LA KINESIOLOGIA 1.250 1.300

Van Assche, Raphael -ATLAS DE KINESIOLOGIA

Stokes, Gordon & Whiteside, Daniel -TRES CONCEPTOS EN UNO

MASAJE

MEDICINE & HEALTH -TECNICAS DE MASAJE ORIENTAL

Onoda, Sigueru -MANUAL DE SHIATSU

Soleil, Dr. -APRENDE EL MASAJE DE LOS PIES

Vázquez Gallego, Dr. Jesús -COMO PONERSE EN FORMA

Vázquez Gallego, Dr. Jesús -MANUAL REHABILITACION GERIATRIA

Vázquez Gallego, Dr. Jesús -MASAJE DRENAJE LINFATICO

Vázquez Gallego, Dr. Jesús -MASAJE TRANSVERSO PROFUNDO

Vázquez Gallego, Dr. Jesús -MASAJE TERAPEUTICO (6ª edición)

Vázquez Gallego, Dr. Jesús -Quiromasaje fácil. Manual práctico

Revista - Vázquez Gallego, Dr. Jesús (Director)

MASAJE - Revista trimestral de Masaje y Terapias Manuales

MEDICINA NATURAL

Ams, Marc -Los excepcionales nutrientes del Hígado

Caravallo, Carmen -Guía práctica de vitacultura

Bachler, Kathe -EXPERIENCIAS DE UNA RADIESTESISTA

Costa, Enrique -SIDA: JUICIO A UN VIRUS INOCENTE

Devaraj, Dr. -AYURVEDA. LA CIENCIA DE LA SALUD

Mandala Ediciones -GUIA MANDALA. Anuario de la salud

Jausas, Dr. Gilbert -TRATADO de IRIDOLOGIA MEDICA

Jensen, Dr. Bernard -COLOR, MUSICA Y VIBRACION

Kulvinskas, Viktoras -NUTRICION EN LA NUEVA ERA

Leprince, Dr. Albert -COLORES Y METALES QUE CURAN

Leu & Ransberger, Dres. -ENZIMAS PARA LA SALUD

Ni, Maoshing -TAO DE LA NUTRICION

Odent, Michel -BEBE ES UN MAMIFERO

Phillipot, William -GUIA MAGNETOTERAPIA MEDICA

Provost, Renée Pascal -CURACION EN LA NUEVA ERA

Quiñones, Pedro -HISTORIA DE LA TERAPIA NATURAL

Rodriguez, José Mª -Electroterapia de baja y media frecuencia

Rothschild, Peter R. -El Arte de la Salud

Salmerón, José -FLORES DE BACH II Más allá de las Flores

Salmerón , José -FLORES DE BACH I   Psicología Ecológica
Sauty , Dr. A -PLANTAS FUMABLES

MUSICA

Paz , Juan -GUIA DE LA MUSICA DE LA NUEVA ERA
Shokry Mohammed -Danza mágica del vientre
Benenzon , Rolando -TEORIA DE LA MUSICOTERAPIA
Bermell , MªAngeles -Música y movimiento formación profesorado
Diez , Fernando -Música Mística y Trabajo interior
Inayat Khan , Hazrat -MUSICA DE LA VIDA
Scurtulescu , Felicia -VIA TRASCENDENTAL DE LA MUSICA
Stewart , R.J. -MUSICA PODER ARMONIA
Stewart , R.J. -MUSICA Y CONCIENCIA

NARRATIVA - CUENTOS

Arael -PASTORCITO, EL
Dreising , Georg -LUZ EN EL CANDIL
Fdez. Llorente , Gerardo - DELIRIO DEL TRUENO
Grimm , Hermanos -CUENTOS INFANTILES Y DEL HOGAR
Mei -BARCO DE VELAS ROJAS
Pérez Fontano, Concepción -Cuentos de la Naturaleza y Aventuras
Varios -CUENTOS DE ADVIENTO Y NAVIDAD

NUEVA ERA

Autry , James -AMOR Y BENEFICIOS
Parente , Lourdes -SUMI-E ARTE PINTURA JAPONESA
Soulie de Morant , G -TRATADO DE QUIROMANCIA CHINA
Wilde , Stuart -MILAGROS
Wilde , Stuart -LA VIDA NO TIENE porqué ser un fastidio

OSTEOPATIA

Ricard , F. -OSTEOPATIA , LA
Ricard , F. -TRATADO DE OSTEOPATIA
Ricard , F. -TRATAMIENTO OSTEOPATICO VOL. I
Ricard , F. -TRATAMIENTO OSTEOPATICO VOL. II
Souchard , Philippe -AUTOPOSTURAS RESPIRATORIAS

PNL

Carrión López , Salvador -El Eneagrama. Libro de bolsillo
Carrión López , Salvador -PNL. Curso de Practitioner

PSICOLOGIA HUMANISTA

Katzeff, Michel -PSICOLOGIA DE LOS CHAKRAS

Molana, Homeyra -El Arte de Afinarse

Pierret, Dr. George -PLENITUD, AQUI Y AHORA

Vázquez, carmen -HERMANO AMOR, HERMANA VIDA

Vázquez, carmen -SONRISAS

RELAJACION

Auriol, Bernard -Introducción a los métodos de relajación

Manent, Genevieve -NIÑO Y LA RELAJACION

SEXOLOGIA

84-86961-99-8 Buirgermesiter, Ana & Stephanie, J. -SEXUALIDAD TRANSPERSONAL

84-85805-04-6 Rosemberg, J.L. -ORGASMO TOTAL

84-86961-02-5 Textos clásicos taoístas TAO DE LA SEXUALIDAD

SUFISMO

Inayat Khan, Hazrat -La Vida Interior

Rumi -Locos (Selección de Rubais)

TAI-CHI - QIGONG

Anónimo -QIGONG TAOISTA

Cáliz, Ignacio -ARTES DEL GUERRERO, LAS

Cáliz, Ignacio -TRATADO TAOISTA

Cáliz, Ignacio -MANUAL CHINO DE TAI CHI

Varios -PRODIGIOS DEL QIGONG

YOGA

Fraile, Miguel -CURACION y salud integral por el Yoga

Hernández Boado, Maite - Psicoterapia y Yoga

Paccaud, Margot -Transformación por el Yoga

Rodríguez, Enrique -Guía práctica de Yoga, terapia de salud

VIDEOS

Cáliz, Ignacio -VIDEO TAI CHI

HARA, CENTRO -VIDEO CURSO de Masaje Psicosensitivo

Sarriá, Ricardo VIDEO MASAJE GESTALTICO

Souchard, Philippe -VIDEO Autoposturas de la R.P.G.

Vázquez Gallego, Dr. Jesús -VIDEO MASAJE TERAPEUTICO

MANDALA
EDICIONES

Gracias por leer.

Mandala Ediciones es una editorial especializada en salud natural, terapias alternativas, crecimiento personal, ecología y espiritualidad.

Descubre todo nuestro catálogo en nuestra web:

www.mandalaediciones.com

Contacta con nosotros por email:
info@mandalaediciones.com

Síguenos en redes sociales: